探秘中药系列

中国药学会　中国食品药品检定研究院　中国健康传媒集团

组织编写

探秘西洋参

总主编　马双成

主　编　傅欣彤

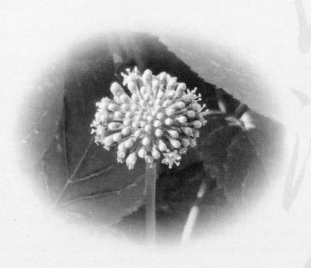

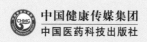

中国健康传媒集团

中国医药科技出版社

内 容 提 要

　　西洋参具有悠久的药用历史。本书为"探秘中药系列"之一，由中国药学会、中国食品药品检定研究院、中国健康传媒集团组织编写，内容实用，语言通俗。全书分为西洋参之源、西洋参之品、西洋参之用三部分，全面介绍了西洋参的历史渊源、质量保障、合理使用等知识，并附有相关内容的视频二维码，方便读者更深入详细地了解西洋参。本书既可为临床用药提供参考，也可作为公众了解中药知识的科普读物。

图书在版编目（CIP）数据

探秘西洋参 / 傅欣彤主编 . —北京：中国医药科技出版社，2023.12
（探秘中药系列）
ISBN 978-7-5214-4139-0

Ⅰ . ①探… 　Ⅱ . ①傅… 　Ⅲ . ①西洋参—普及读物 　Ⅳ . ① R282.71-49

中国国家版本馆 CIP 数据核字（2023）第 172376 号

美术编辑　陈君杞
版式设计　也　在

出版　**中国健康传媒集团** | **中国医药科技出版社**
地址　北京市海淀区文慧园北路甲 22 号
邮编　100082
电话　发行：010-62227427　邮购：010-62236938
网址　www.cmstp.com
规格　889 × 1194mm $\frac{1}{32}$
印张　4 $\frac{1}{4}$
字数　88 千字
版次　2023 年 12 月第 1 版
印次　2023 年 12 月第 1 次印刷
印刷　北京侨友印刷有限公司
经销　全国各地新华书店
书号　ISBN 978-7-5214-4139-0
定价　**36.00 元**

获取新书信息、投稿、为图书纠错，请扫码联系我们。

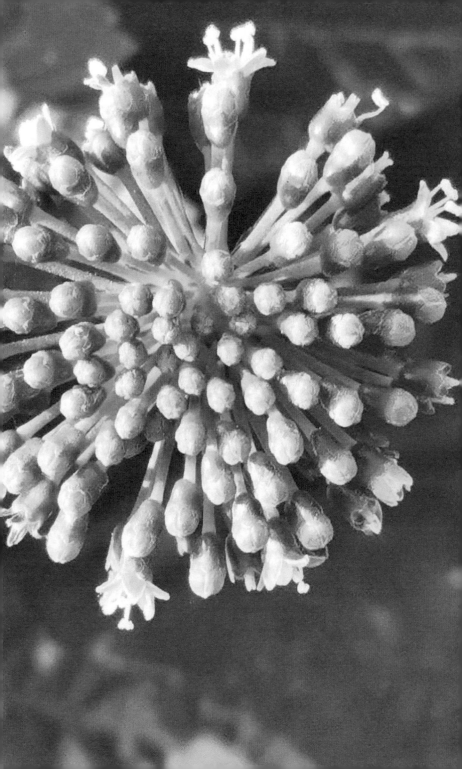

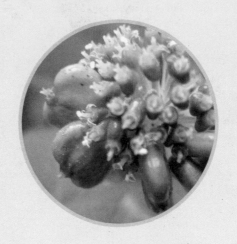

丛书编委会

本书编委会

总主编 马双成

主　编 傅欣彤

副主编 康　帅　范妙璇

编　委 （按姓氏笔画排序）

总主编简介

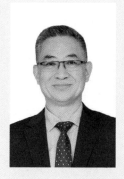

　　马双成，博士，研究员，博士研究生导师，享受国务院政府特殊津贴专家。现任中国食品药品检定研究院中药民族药检定所所长、中药民族药检定首席专家，世界卫生组织（WHO）传统医药合作中心主任，国家药品监督管理局中药质量研究与评价重点实验室主任，《药物分析杂志》执行主编，科技部重点领域创新团队"中药质量与安全标准研究创新团队"负责人。先后主持"重大新药创制"专项、国家科技支撑计划、国家自然科学基金等30余项科研课题的研究工作。发表学术论文380余篇，其中SCI论文100余篇；主编著作17部，参编著作16部。2009年获中国药学发展奖杰出青年学者奖（中药）；2012年获中国药学发展奖食品药品质量检测技术奖突出成就奖；2013年获第十四届吴阶平医学研究奖-保罗·杨森药学研究奖；2014年入选"国家百千万人才工程"，并被授予"有突出贡献中青年专家"荣誉称号；2016年入选第二批国家"万人计划"科技创新领军人才人选名单；2019年获第四届中国药学会-以岭生物医药创新奖；2020年获"中国药学会最美科技工作者"荣誉称号。

主编简介

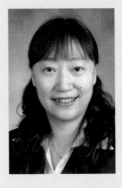

傅欣彤，硕士，主任药师，享受国务院政府特殊津贴专家。现任北京市药品检验研究院（北京市疫苗检验中心）中药室主任。兼任第十一、十二届国家药典委员会委员，北京市总工会职工自主创新工作室领军人。参与科技部、国家中医药管理局、北京市科委等课题多项，获北京市科学技术二等奖1项、三等奖3项，北京市中医管理局科技成果二等奖1项。发表学术论文50余篇，参编著作8部，合作获得国家发明专利授权12项、实用新型专利1项。2022年获"首都最美巾帼奋斗者"称号。

前　言

　　科技创新、科学普及是实现创新发展的两翼，要把科学普及放在与科技创新同等重要的位置。中医药是中华文明的瑰宝，凝聚着中华民族的博大智慧。随着人们生活水平的不断提高，中医药已不只是在防病、治病中发挥作用，中医药的养生健康、"治未病"理念也逐渐融入人们的日常生活中。因此，增强中药安全用药的意识，形成良好的用药习惯，是非常重要，也是非常必要的。

　　近年来，为继承和发扬中医药文化，宣传和普及中药的合理用药常识，中国食品药品检定研究院联合组织中药学领域专家开展了"探秘中药系列"的编写工作。这套科普书籍以"药食同源"中药为主，每种中药单独成册，从中药的源、品、用三个层面全面介绍中药的历史渊源、质量保障、合理使用等知识，同时将反映药材的采收、加工、炮制等相关视频资料通过二维码的方式呈现，让读者更加直观和深入地了解每种中药。

　　在中国健康传媒集团中国医药科技出版社的大力支持下，

本次共出版 10 册，内容涉及黄芪、党参、莲子等 10 种公众关注度较高且常用的中药材，以期为相关专业的基层医务人员、监管人员和检验人员提供专业参考，也希望"探秘中药系列"可以成为公众健康生活、快乐生活的"好帮手"。

2023 年 8 月

编写说明

　　中医药是中华民族原创的医学科学，是中华文明的杰出代表，数千年来为中华民族的繁衍昌盛做出了重要贡献，同时也对世界文明进步具有积极影响。中医药学是我国各族人民在长期生产生活和同疾病做斗争中逐步形成并不断丰富发展的医学科学，是我国具有独特理论和技术方法的体系，凝聚着深邃的哲学智慧和中华民族几千年的健康养生理念及其实践经验。因此，中医药学是中国古代科学的瑰宝，也是打开中华文明宝库的钥匙。

　　近年来，随着社会经济的快速发展，人们对自身健康和饮食保健的认识不断提高，特别是对于药品的需求不再局限于治疗疾病，而开始关注药品对机体的调节作用，以达到健康生活、延年益寿的目的。五加科植物西洋参的干燥根，作为药材输入中国已有300多年历史，深受人们的喜爱和重视。本书图文并茂，并附有相关视频二维码，形象生动地为公众普及西洋参作为食品和药品的知识，并防范用药误区。

　　本书由具有丰富中药检验经验的专业团队通过广泛地文

献调研，并结合日常检验经验，精心编写而成。全方位介绍了西洋参的历史渊源、质量保障、合理使用等方面的知识，既可以深入浅出地帮助读者详细了解中医药文化的传承和发展，又介绍了西洋参的质量、辨识方法和检验窍门，这些都是检验人员在平时工作中的点滴经验。其中，"西洋参之用"的内容，与该品种的日常使用密切相关，由专业人员从成分分析的角度为公众讲解中药使用注意事项，从而传递"中药需在中医理论指导下应用"这一基本理念。

本书的出版得到了中国药学会领导的关怀和指导，以及有关药学专家的热忱帮助和大力支持，谨致以衷心的感谢！编写过程倾注了全体编者的心血，我们对书稿内容反复论证，对文字多次校对，以确保所述内容科学严谨，但由于文字水平有限，书中如有不当之处，欢迎各位同行及广大读者批评指正。

编者

2023 年 8 月

目录

第一章　西洋参之源

第二章 西洋参之品

西洋参之用

第三章

第一章

西洋参之源

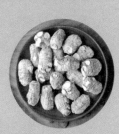

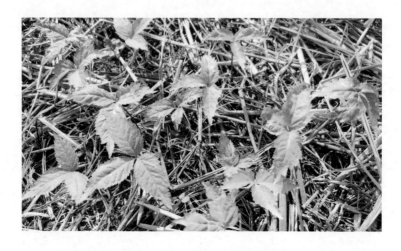

　　中医药作为中华民族的瑰宝，伴随我国历史文明发展逐渐出现并日臻完善，是历代中华儿女通过经验积累和实践检验的民族精华，也是生命科学和传统文化相结合的重要产物，在保障中华民族繁衍昌盛、维系中华文明绵延数千年方面发挥了不可或缺的作用。中医药注重整体观，追求天人合一，重视治未病，讲求辨证论治，符合当今医学发展的方向，适应疾病谱的变化和老龄化社会的到来，为中医药振兴发展带来广阔前景。

　　近年来，随着社会经济的快速发展，人们对自身健康和饮食保健的认识不断提高，特别是对于药品的需求不再局限于治疗疾病，而开始关注药品对机体的调节作用，以达到健康生活、延年益寿的目的。五加科植物西洋参的干燥根，作为药材输入中国已有300多年历史，深受人们的喜爱和重视。

　　西洋参，又称花旗参、洋参、西洋人参，是一种名贵的滋补药材，味甘、微苦，性凉，具有补气养阴、清热生津的功效。西洋参始载于《本草从新》，其曰："西洋人参，苦寒味甘，味厚气薄。补肺降火，生津液，除烦倦，虚而有火者相宜。"

《医学衷中参西录》曰："西洋参味甘微苦，性凉，能助补气分，兼能补益血分，为其性凉而补，凡欲用人参而不受人参之温者，皆可以此代之。"《增订伪药条辨》曰："盖西洋参滋阴降火，东参提气助火，效用相反。凡是阴虚火旺，劳嗽之人，每用真西参，则气平火敛，咳嗽渐平。"西洋参补而不燥，深受人们的喜爱，是中国人较感兴趣的少量交换货物之一，甚至成为 18 世纪末西方国家减缩贸易逆差的得利商品。

作为舶来之品的西洋参，在我国已有几百年的应用历史，以其补气滋阴的药用功效、曲折传奇的传说故事，成为我国中药宝库的外来瑰宝，被誉为"绿色金子"。

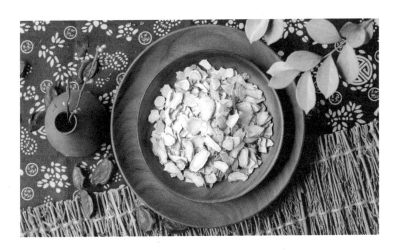

第一节
西洋参的传说

一、远渡重洋扶正气　形同人参功各异

西洋参的发现与人参的使用、中国与西方的交流有关。中国使用人参已有悠久的历史。到了清代，人参的使用更是成为一种潮流，使得当时人参资源严重匮乏，而同时盛产人参的长白山一带，被认为是"龙脉"所在，因而为了大清基业长存，康熙下旨，凡长白山一带禁止采挖，违者轻则充军，重则处死。康熙的这一圣旨，使人参供求更加紧张。这为西洋参的发现和引进奠定了基础。

康熙时期，西方医学在中国快速发展，来中国的传教士也越来越多，他们将西方医学传入中国的同时也将中医药知识传播到西方。法国牧师雅图斯在《鞑靼植物人参》中描述了人参的药用价值并绘制了植物图，发表在英国皇家学会会刊上，后来被法国传教士看到并在蒙特利尔丛林中找到与人参相似的野生植物。该植物由法国植物学家鉴定为五加科植物的不同种，为了与人参区别，命名为"西洋参"。此后《本草从新》《本草纲目拾遗》将其收载，并有详细论述。《医学衷中参西录》曰："西洋参味甘微苦，性凉，能助补气分，兼

能补益血分，为其性凉而补，凡欲用人参而不受人参之温补者，皆可以此代之。"其认为人参属温补、西洋参属凉补，疗效各有长短，从此我国开始使用西洋参。

二、缘起清廷御用药　补而不燥传美名

乾隆是我国历代帝王中寿命最长者，享年89岁。据《清帝外纪》记载，乾隆83岁寿诞时，有外国使节觐见后描述道："观其风神，年虽八十三岁，望之如六十许人，精神矍铄，可以凌驾少年。"这与乾隆长期用参是密不可分的。西洋参在清代传入中国后，太医们按照我国传统中医药学理论对西洋参进行研究，清初儒医汪昂将西洋参列入《本草备要》中，称其"苦甘凉，味厚气薄，补肺降火，生津液，除烦倦，虚而有火者相宜"。据说，慈禧曾倍受脾虚夹湿的困扰，太医为慈禧诊治时，为防止人参之温燥，将方中的人参改为西洋参后取得了很好的疗效。由于西洋参具有补气养阴、清热生津的功效，"凡欲用人参而不受人参之温者皆可用之"，所以补而不燥是西洋参的特别之处。

三、独用西洋参一味　急救气血同双补

清代赵学敏的《本草纲目拾遗》中有这样一个传说故事。临安（今杭州）有位名医叫盛天然，他在当地非常有名。有一日，一位远在山里居住的人得了急病，家属请他出诊。盛天然便带着作为助手的儿子立刻上路，向城外赶去。

他们赶到后发现患者是一名家庭主妇，岁数并不大，但是她的嘴、眼睛、鼻子、耳朵、发根和下身都流血不止，脸白得像纸一样，昏厥过去了。盛天然通过对患者丈夫询问，得知患者7天前受过惊吓，虽然请了大夫看病，也吃了汤药，但病情不仅没有减轻，反而加重了。随后，盛先生开始诊断治疗，他发现患者的脉"虚大中空、芤而无根"，舌为"舌淡无华，干燥少津"。他对旁边的儿子说："病由惊、暑而得，惊恐则气血乱于内，夏暑则火热盛于外。盛乱之下，气血逆沸，上溢成衄，下注必流，有经不循，乃成血证。现在气血已脱，危如累卵，命在旦夕矣！"于是，盛先生开始思考，忽然想起家叔外出游历时曾得一方，是专治血证的。他便立即吩咐患者家属拿来一斤烧酒，并提一桶新打的泉水。然后将患者扶起坐在床边，把她的两脚放在洗脚桶上，先用烧酒淋洗，接着把双脚泡进桶里，过一段时间，患者血止住了，人也醒了过来。看到这种情况，盛先生高兴地连说："有救，有救。"他一边让家属帮忙把患者安放在床上休息，一边取了一些西洋参，嘱其吃一些，并把剩下的西洋参切成小片，然后烤干后研成末，让家属每日用米汤给患者送服三次，每次三钱，用完为止。到了晚上，患者的情况好了很多，盛先生见其度过了危险期，才安心和儿子回城。在回去的路上，儿子问盛先生："血止以后，该补气血，为何弃当归不用，独服西洋参一味呢？"盛先生说："《内经》云'有形之血不能速生，无形之气宜当急补'，今天我独用西洋参一味，可以补气摄血，急则可以治其标，气血双补；缓则可以图其本。这样标本兼顾，进退不误。至于用酒水浴脚，不过是扬汤止沸，尽快止血，只能解燃眉之急罢了。"儿子听后才明白了其中的道理。

第二节
西洋参名称的由来

　　早期的西洋参（西洋人参）商品多产于加拿大，是通过转运到东亚后销售给中国的。清代儒医汪昂著的《本草备要》（1694年，清康熙三十三年）中首次将西洋参收载入医药文献，在该书条目下写有"出大西洋法兰西——名法兰参"。清代医学家赵学敏所著《本草纲目拾遗》（1765年，清乾隆三十年）中对西洋参的论述与《本草备要》基本相同，此说法还被后来的一些本草书籍相沿讹传，西洋参的名字亦由此得来。由于西洋参原为进口药材，为了区别于加拿大所产，将产于美国的西洋参命名为花旗参。1757年12月20日，乾隆诏谕，关闭江、浙、闽关，广州成为中西方贸易的唯一开放口岸。此格局延续了约85年，直到鸦片战争结束后的五口通商。在广州独口贸易期间，西洋参成为重要的交易货品，故又有广东人参之称。

第三节
西洋参的价值

　　西洋参从清代开始，被皇家和贵族认可，价格昂贵。巨额财富的获得驱使人们对西洋参进行掠夺性采挖，大量进口西洋参涌入中国，导致野生资源急剧减少，甚至濒临灭绝。20世纪70年代，我国开始有计划地种植西洋参，至今已有成熟的种植经验，并已形成规模。随着西洋参的大量进口以及国产西洋参作为市场的补充，其已被人们所接受，并已收入药食同源目录，在药品、保健食品、食品等领域被广泛应用，其经济价值日益突显，主要包括药用价值、保健价值、食用价值、文化价值等方面。

第四节
西洋参的产地

　　西洋参原产地为美洲大陆，野生资源主要分布于现美国和加拿大的五大湖附近。16世纪末、17世纪初，随着中国市场的需求，经过人工采挖的西洋参才逐渐走进亚洲市场。由于市场需求持续旺盛，不断的人工采挖导致野生西洋参资源日渐枯竭。18世纪，人工种植西洋参难题被攻克，并在美洲大陆陆续大面积推广。我国在20世纪50年代由庐山植物园首次从西洋参种子种植培育成功，在20世纪70年代开始全国大面积种植，现已形成东北产区（以黑龙江、吉林、辽宁为主）、东部产区（以河北、山东为主）、中部产区（以山西、河南、陕西、甘肃为主）的三大主要产区格局，另有报道福建、云南曾有零星种植，但未形成规模。

　　国产西洋参以质量优良、价格合理为主要竞争手段，逐渐形成了国产西洋参的品牌与名片，国际市场未来可期。

一、西洋参的历史产地

　　西洋参原产地为美洲大陆，法国牧师雅图斯在中国东北传教工作期间，对中国人心目中的"仙药"人参产生了兴趣，回国后写了《鞑靼植物人参》一文，发表在英国皇家学会会刊上。之后被在加拿大传教的法国人看到，他采集了加拿大当地印第安人食用的植物标本送回巴黎鉴定，鉴定结果显示为与中国人参同属的不同种植物。受当时贸易方式的影响，最初西洋参进口是需要先转运到东亚然后转卖中国的，因此1694年汪昂的《本草备要》和1765年赵学敏的《本草纲目拾遗》误认为西洋参产于法国。

美洲西洋参的主产区围绕苏必利尔湖、密歇根湖、休伦湖、安大略湖、伊利湖五大湖区，即美国的威斯康星州、俄亥俄州、伊利诺伊州、明尼苏达州、纽约州、宾夕法尼亚州、密歇根州等，以及最东北部的缅因州、肯塔基州、北卡罗来纳州、密苏里州等。

加拿大西洋参的主要主产区也是围绕五大湖区分布的，如魁北克和蒙特利尔约北纬50°地区等。

视频 1-1

五大湖区（进口西洋参产区）

（一）自然和地质环境

美丽的五大湖区，地形复杂多样，资源丰富。从气候条件和自然景观看，北美五大湖区是一个很明显的过渡地带，它是墨西哥湾与北冰洋两个斜面的分水岭。五大湖区以南的许多河流，由北向南流经密西西比河道，流入墨西哥湾；五大湖区以北的大多数河流，由南向北或由西向东北流入加拿大哈得逊湾或大西洋。

野生西洋参主要分布在海拔 300~500 米的低山区,生活环境为以栎树为主的阔叶林带。野生西洋参多生长在山林坡地,常靠近水沟、溪流、土壤肥沃、湿润透气处,其根多深扎在夹石的壤土甚至黄色底土中,土壤属于森林灰棕壤土,也有的生长在布满石块的林地,参株生长在乱石间隙松软的土壤中。

(二)地理与气候条件

五大湖是世界上最大的淡水水域,地处北纬 40°~50° 之间,因其纬度较高,故大陆性气候比较明显,即冬季长而严寒,生长期短,每年冬季北部有 5 个月,南部有 4 个月;夏季短而凉爽,有时也会出现炎热天气。

(三)种植技术

西洋参从原来的野生采挖到现在的大规模生产,种植技术有了巨大的变化。目前,西洋参基本可分为四类,即野生种植、仿野生种植、森林种植、田地种植。第一类资源基本枯竭;第二类是收集西洋参的种子,散播在野生环境中,由其自由生长,但产量较低;第三类是将西洋参的种子在森林中进行人工栽培和种植,这种模式局限于五大湖附近的森林;第四类是北美西洋参种植采用的一种栽培方式,即田间栽培方法。由于技术的不断创新,西洋参的栽培技术已经非常成熟和稳定,并得到大规模推广和应用。具体方法是在模拟适合西洋参生长的北美地区森林环境,使用遮阳篷和覆盖其他植被进行护根种植。美国、加拿大栽培西洋参采用直播法，直播后 4 年收获，不进行移栽。

 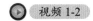
进口西洋参的种植

（四）北美西洋参种植产业新文化

随着亚洲市场的持续扩大，西洋参在北美已经形成一种新的文化模式。如在加拿大和美国有专业的农场进行西洋参种植，以供应亚洲市场。现在相当数量的美国人和加拿大人也逐渐对西洋参产生了认知并开始食用，促使市场不断扩大，从而给西洋参的种植业带来了新的希望和市场，为配合市场的扩大和需求，美洲的西洋参种植产业也在不断扩大，形成了种植西洋参的新文化。

二、国产西洋参的生长环境与资源

西洋参是五加科人参属中的重要成员之一，同人参、三七一样，西洋参的生长对环境、温度、湿度、光照等都有严格的要求。我国的科研工作人员自 20 世纪种植第一株西洋参成功开始，不断创新和探究，针对西洋参的各个生长环节进行大量细致研究，获得了丰富的研究成果，再将这些成果成功运用到西洋参种植上。到目前为止，我国已经形成新的西洋参种植产业，以及三大主要产区的格局，这些主要产区西洋参的成功种植与科研人员的努力密不可分。

（一）独特的自然和地质环境

西洋参原产于美洲，我国通过现代遥感技术和地形筛选，结合本国的地形特点和西洋参的生长环境，形成了三大产区。东北栽培区，地处大兴安岭地区，属于"三江一长白"特殊气候，有丰富的森林资源，海拔在 200~800 米，地处北纬 40°~50°；特点是冬季漫长凛冽，夏季短暂温凉，春季风大干燥，秋季多雾凉爽；受季风影响的温带大陆性山地气候，除具有一般山地气候的特点外，还有明显的垂直气候变化，年平均气温在 –7~5℃之间，年降水量在 700~1400 毫米之间；主要分布在吉林省的敦化、安图、汪清、集安、靖宇、抚松、桦甸、蛟河、永吉、梅河口、长白、通化等，黑龙江省的宁安、五常、穆棱等，辽宁省的清原、新宾、本溪、宽甸、桓仁等，这些地方同时也是人参的重要产区。华北栽培区，主要依托燕山山脉和东海沿海，以丘陵和小盆地为主，形成特殊的气候环境，年平均气温为 6~10℃；主要分布在河北省的承德、兴隆，北京市的怀柔山区，山东省的莱阳、栖霞、文登、荣成等。华中栽培区，主要集中在陕西秦岭周边、四川横断山区以及甘肃的部分地区，这些地区集中在北纬 32°~35°之间，海拔为 600~1800 米，属北亚热带湿润区，并受地势环境的影响，气候湿润而温差较大，雨量达 700 毫米以上，较适合西洋参的栽培；主要分布在陕西省的宁强县、陇县等，四川省的巫溪县等。

（二）适宜的地理与气候条件

我国的西洋参主要栽培区，无霜期在 120 天以上，年降雨量在 700 毫米以上，大部分地区 1 月份平均气温不低于 –12℃，7 月份平均气温不超过 25℃。并且，多采用田间遮阳的方式进行人工栽培。

（三）规范的种植技术

中国西洋参栽培采用移栽和直播两种方式进行。移栽栽培，即育种苗 2 年、移栽 2 年，栽后根形属长支型，与人参根相似；直播栽培，即将种子直播田间，4 年采收加工，栽培措施好者，短支参率约占 60%。据不完全统计，截至 2018 年中国西洋参栽培面积已超过 400 万平方米，年产鲜参 70 万千克，占世界年产总量的 6%，占中国需求量的 20%。中国现已发展成为继加拿大、美国之后的世界第三大西洋参生产国。

（四）国产西洋参文化产业

西洋参作为一种上等的滋补品在我国大面积种植，无疑填补了我国市场需求，同时也带动了当地的产业结构改革。如山东省文登已经逐渐形成文登西洋参产业链，这种从栽培到销售再到产品深度发展的文化，带动了地方的经济发展。相信随着西洋参种植的不断推广和发展，西洋参一定能造福更多的中国百姓。

第五节
西洋参的产业

中医药事业植根于中华民族的悠久文明，数千年来保障了中华民族的繁衍生息，为世界医学科学进步做出了积极贡献。国家对中医药事业强调传承精华，守正创新，加快推进中医药现代化、产业化，为建设健康中国贡献力量。《关于促进中医药传承创新发展的意见》指出，要切实把中医药这一祖先留给我们的宝贵财富继承好、发展好、利用好。作为我国独特的卫生资源、潜力巨大的经济资源、具有原创优势的科技资源、优秀的文化资源和重要的生态资源，中医药在我国生态文明建设中发挥着重要作用。

中医药产业一直是我国的传统优势产业，要从中医药"五种资源"出发，做好顶层设计，不断完善政策和机制，努力实现重点突破，推动中医药事业全面协调可持续发展。

一、中药产业发展趋势

（一）现代中药产业体系完备，初具规模

改革开放以来，我国中药产业发生了根本性改变，现代中药工业体系基本成型，具备较强市场规模和竞争力。目前，国产中药、民族药有近6万个药品批准文号，全国有两千多

家通过药品生产质量管理规范（GMP）认证的制药企业在生产中成药。中药已从丸、散、膏、丹等传统剂型，发展到现在的滴丸、片剂、膜剂、胶囊等40多种剂型，中药产品生产工艺水平也有很大提高，基本建立了以药材生产为基础、工业为主体、商业为纽带的现代中药产业体系。据工业和信息化部统计，2018年我国中药工业总产值达6370亿元，占全国医药工业产值的24.7%，并带动形成约2万亿规模的中药大健康产业。中药产业逐步具有一定的国内外市场竞争能力，呈现出现代中药产业体系、化学药、生物药的三足鼎立之势。

（二）中药产业从高速增长到急刹车

从20世纪90年代开始，中药工业总产值以约20%的年平均增速，从1996年的235.4亿元上升到2016年的8653.4亿元，增长约36倍。然而，近年来中药产业面临困境，由于医药卫生体制改革的深入和医保控费的压力，医药工业的增速在下降，作为中药产业主体的中成药制造业增速也在下降，远低于行业平均水平，在医药工业各子领域中增速垫底。2017年、2018年，我国中药主营业务收入出现显著的负增长。

（三）中药产业集中度亟待提升

截至2017年5月底，国内生产原料药的企业和制剂企业有3994家，生产中成药的企业有2080家，中药饮片企业有1592家，其中市值超过100亿元的中药企业有30余家，年销售额超过1亿元的重点品种近500个。

我国中成药企业虽然已经有几家中药制药巨头企业，但总体还是以中小规模企业为主，具有中小型规模企业数量较多、产品单一、产品缺乏自身特色、附加值低等缺点，仍缺乏具有国际竞争能力的龙头企业。另外，许多中成药企业集中生产一些比较成熟、技术要求相对较低的"仿制型药品"，并且同品种生产企业数量较多，导致产能过剩、市场同质化竞争加剧而存在缺乏品种与技术创新、专业化程度低、协作性差等现状。这些企业在国际竞争中多处于不利地位，与发达国家的制药企业相比，不论在产业集中度方面，还是在企业销售收入方面，均有较大差距。

（四）中药国际化亟待破局

随着"一带一路"倡议的深入，中医药在对外交流中的独特作用日益突显。"一带一路"有力带动了中药健康产业的发展和国际贸易的增长。中国海关统计数据显示，2018 年我国中药类出口金额为 39.09 亿美元，同比增长 7.39%，同时出口均价同比增长 16.69%，带动了中药类出口额增长。从中药出口分类看，植物提取物市场最为活跃，出口额为 23.68 亿美元，同比增长 17.79%；中成药次之，出口额为 2.64 亿美元，同比增长 5.51%；中药材及饮片出口价格增长幅度较小，仅为 1.98%，但出口数量下降明显，降幅达 11.25%。

目前，国际市场对天然药物的需求旺盛，但国际医药市场与传统中医药市场融合难度很大。虽然国内中药制造工业产值已近万亿规模，但在全球天然药物产业链中仍处于低端。

中药出口的主要形式是中成药、中药材及其提取物等，我国中药出口已由以中药材为主逐渐转为以中药提取物为主，中药出口产品中药材及饮片、植物提取物等低附加值的原料和提取物类产品占比达 85% 以上，中成药产品占比尚不到 7%，并且主要以营养补充剂的形式使用。迄今还没有一种中成药以药品形式被美国食品药品监督管理局（FDA）和欧洲药品管理局（EMA）批准注册，我国还只是全球植物药企业的中药材及植物提取物原料出产地，中药开发在亚洲市场以外的其他国际市场比较缓慢。2017 年，我国中药出口至 118 个国家和地区，其中亚洲地区既是中药出口的传统市场，也是主要市场，美国市场取代日本成为我国中药出口第一市场。

二、西洋参种植概况

西洋参适生于海拔 1000 米左右的山地阔叶林地带，适宜环境为年降雨量在 1000 毫米左右、年平均温度 13℃ 左右、无霜期为 150~200 天、气候温和、雨量充沛。其喜阴湿，忌强光和高温，生长期最适温度为 18~24℃，空气相对湿度为 80% 左右，并对土壤要求较严，适生于土质疏松、土层较厚、肥沃、富含腐殖质的森林沙质土壤中，pH 值为 5.5~6.5，忌连作。种植西洋参要有较高的技术和充足的时间和资金。西洋参为阴生植物，喜斜射光、散射光和漫射光，怕强光直射，因此种植方法有两种，一是采取林下半野生种植，二是大田种植，并且在生长期间需要搭设阴棚，避免强光、风、雹的侵袭。另外，西洋参的种子同人参种子一样要经过低温处理才有良好的发芽率。

进口西洋参主产于北美洲的加拿大南部地区和美国北部地区，主要分布在北纬30°~40°、西经67°~125°。加拿大西洋参主产于魁北克和蒙特利尔地区，美国西洋参主产于威斯康星州，目前只有美洲有野生西洋参作为商品使用。

我国从1975年开始大规模种植西洋参，目前已经成为西洋参三大主产区之一，与美国、加拿大同为主产区。国产西洋参主要集中在东北、山东、华北等地；进口西洋参主要来源于加拿大、美国。

三、西洋参种植技术创新

近年来，西洋参在施肥、除虫、起垄、播种、保湿、育种等方面均有技术上的创新。

1. 施肥环节

在选地上严控农业用地，进行多次翻耕晒土消毒，多施有机肥、少用化肥，以增加微量元素，并全面控制重金属的污染。

2. 低毒除虫

在预防害虫上，严格控制剧毒和残留量较高的农药，应用低毒、低残留农药与生物菌剂防治病虫害，从而降低农药残留。

3. 起垄环节

严防雨季涝灾，做到排水通畅、无积水。

4. 播种技术

用机械代替人工播种，可以降低生产成本，提高播种质量。

5. 保湿方法

用麦草防风保湿，减少播种过后土地表面的水分蒸发，并根据土壤墒情适当补充水分，用遮阳网做好防风工作。

6. 育种技术

以西洋参种子为实验材料，研究不同外植体、不同生长调节物质及不同培养条件对愈伤组织诱导及胚状体发生的影响，通过胚状体萌发获得再生植株，建立西洋参快速繁殖的技术体系。此外，还可利用石蜡切片法观察体细胞胚胎的发生过程。

四、西洋参种植政策环境

在种植方面，山东省威海市文登区发布了一些保护政策，如《威海市文登区西洋参种植保险实施方案（试行）》，旨在保护种植户利益，鼓励种植。在交易方面，文登区成立西洋参交易中心，对通过西洋参交易中心交易成功的鲜参给予交易补贴。如对通过西洋参交易中心认证并完成交易的 4 年及 4 年以上西洋参鲜参，每千克补贴 1 元（完成交易后，参农可凭在交易中心开具的票据及税务部门开具的农产品收购单申请补贴）；对于前期通过交易中心抽样检测符合《中华人民共和国药典》（简称《中国药典》）标准的4年及4年以上西洋参，给予参农或专业种植合作社"文登西洋参"地理标志证明商标的认证。

在东北地区，鼓励土地流转，支持发展非林地栽参，减少采伐迹地种植西洋参面积，林地参以种植边条参为主，鼓励非林地参种植人参和西洋参，并可用林地指标对非林地种植户进行奖励和补偿，有条件的县（市）可对新发展的非林地栽参给予适当补助。

《中国药典》

《中国药典》是国家药品标准体系的核心，是法定的强制性标准。1953年，我国颁布第一版《中国药典》。改革开放以后，《中华人民共和国药品管理法》明确了药品标准的法定地位，药品标准工作和《中国药典》制修订工作步入法制化轨道，每5年颁布一版。迄今为止，我国已经颁布实施11版《中国药典》。

五、西洋参与脱贫致富

吉林省靖宇县等山区脱贫致富靠产业的发展，而产业在激烈的市场竞争中立于不败之地的关键是形成龙头产业并科学经营管理。

在推进脱贫攻坚过程中，针对该村缺乏产业的情况，大苏河乡将精准扶贫户全部纳入到产业发展中来，确定了精准脱贫项目——有机西洋参产业，并以"合作社＋农户""产业大户＋农户"等方式，实现效益到户。

六、西洋参产业分析

（一）产业概况

西洋参是加拿大东部和美国东北部地区森林的原生物种，后被移植到中国东北部和山东、陕西等地。加拿大是世界上最大的西洋参原料生产国，我国现在已经成为继加拿大、美国之后的第三大西洋参原料生产国（图1-1）。

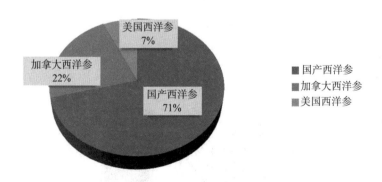

图1-1　2018年全球不同产地西洋参产量市场份额

西洋参具有补气养阴、清热生津等功效，食用方便，可含服、冲泡，常作为日常保健食品。西洋参目前在市场上已被制成口服液、参片、含片、参粉、饮料、西洋参酒、西洋参茶剂等多种产品；其应用价值和市场价值被密切关注和普遍应用，并且价格基本稳定，市场销售情况良好。

（二）西洋参行业来源及分类

中药材产业涉及农田、森林、养殖、矿产等多维生态系统，贯穿农业、林业、矿产业、加工业与医药等多个行业领域，产品包括道地药材、饮片（工业、临床）、新药、保健食品、食品、化妆品等众多门类，广泛应用于重大疾病防治和健康保健。发展中药材产业将有力推动西洋参产业的科学技术发展，提升教育、卫生、社会保障等公共服务能力，带动农业、林业、环保、科技产业，制药业、食品加工业、保健食品产业升级。目前主要有国产西洋参和进口西洋参两大行业来源。

（三）国产西洋参产业分析

1.国产西洋参来源及行业介绍

国产西洋参主要来自北方地区，以东北和山东地区等规模较大，主要有西洋参片和西洋参粉等产品（图1-2）。

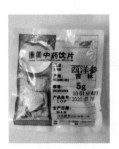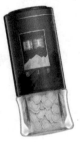

图1-2　国产西洋参产品

国产西洋参行业会选用道地产区样品制定西洋参药材内控质量标准，在采购、检测等环节对西洋参原料药材的质量进行把控；在西洋参饮片炮制各个生产环节进行过程质量控制，对工艺参数、质量要求实现参数化，同时制定西洋参半成品内控质量标准，确保饮片生产过程的质量可控、稳定（图 1-3）。

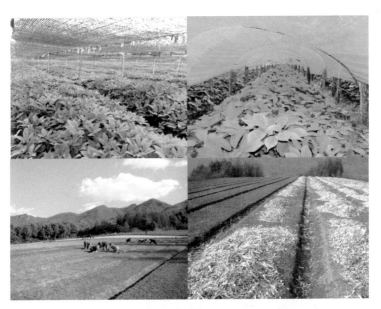

图 1-3　某国产西洋参基地种植场景图

2. 国产西洋参市场集中度及发展趋势

由于西洋参种植对土壤、空气和水等的要求比较严格，因此适宜种植的地区不多，我国以黑龙江和吉林为主的东北地区是全国最大的种植区域，产量最高，占全国产量的 88%

以上，其他较大的种植区域有山东地区和华北地区（图1-4）。在不同加工和销售规格上，市场以片段和圆粒西洋参为主（图1-5）。

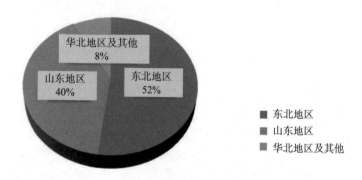

图1-4　国产西洋参市场产量集中度分析

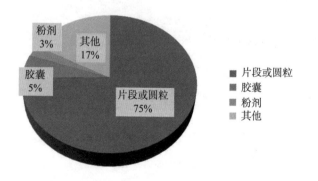

图1-5　全球2018年西洋参不同应用领域消费量市场份额集中度

在生产企业市场集中度方面，中国西洋参企业总市场份额最高为 A 企业。A 企业也是加拿大西洋参进口及加工量最大的企业（图 1-6）。

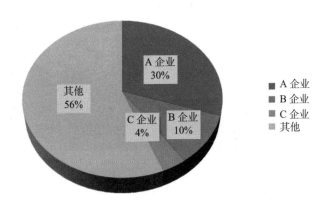

图 1-6 · 中国产西洋参生产企业市场集中度分析

（四）进口西洋参产业分析

1. 进口西洋参来源及行业介绍

种植西洋参一般为 4~5 年参，对土地及种植环境要求较高，因此美国西洋参的种植成本较高。其采收完的西洋参经过冷藏、清洗、烘干、筛选、包装等处理后，出口到中国（图 1-7、图 1-8）。中国生产企业依照 GMP 生产要求，对产品进行净选、修剪、分拣、切片、过筛、烘干等工序加工成西洋参成品；对于西洋参的修剪、分拣、切片，按企业内控质量标准，会把产品分成多个规格的成品进行销售。

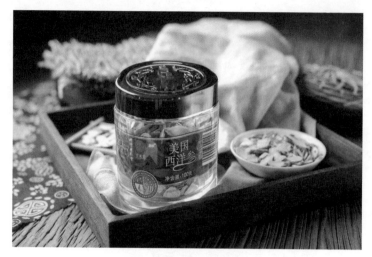

图1-7 美国西洋参饮片

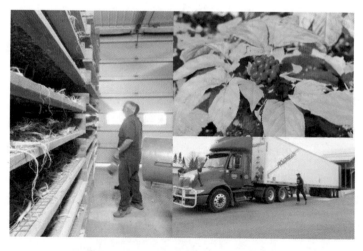

图1-8 美国西洋参采收、运输及晾晒

小贴士

美国人工西洋参的采收加工方法

一般于 9~10 月采挖，采挖及加工程序讲究，挖参后要带土运回，用水冲洗后，晾 2~5 天待表面干爽后，入干燥房烘 10~15 天，烘房温度从 15~20℃开始，每天逐步升温至 30~32℃，在干燥的过程中，西洋参的水分每天逐步降低，一般烘干后，其水分为 6%~8%。如果加工过程中温度掌控适宜，排风干燥系统良好，加工出来的西洋参内部黄白色，如干燥温度过高则会出现参内部变暗、变褐的情况，温度过低则会出现内部发青变绿的现象。依照主根长短，可分为短枝西洋参和长枝西洋参。短枝西洋参又称泡参，因其主根粗短，肩部及中段丰满，胀起成泡状而得名；长枝西洋参主根呈圆柱形或圆锥形，大多单枝顺直。

在威斯康星州，种参的土壤可分为沙土和黏土，其中沙土地排水良好，如果高做床，容易生长出长枝的原料，很适宜切片；而黏土地更容易种植出短枝参的原料。西洋参瓣断后，断面往往较平坦，紧密无裂隙，皮部厚，呈黄白色；形成层明显，形成层外侧有较多的红棕色点状树脂道，木部色深，有的呈灰青色，具细密放射状纹理。原来还有一种"粉光参"，因其加工方法不同且将原皮参经适度撞擦外皮而成，表面光滑，切口略显粉质样而得名，目前此加工方法已淘汰。

进口的野生西洋参均生长在多树少光的天然丛林的自然条件下，植物本身需要和恶劣的自然环境做抗争，所以产生较多的西洋参有效成分。野生西洋参相比种植西洋参来说，皂苷含量更高（长期对抗恶劣自然环境，释放产生更多有效成分）；口感苦味更浓，回甘更大；外观上野生参形状大体不规则，不整齐，每一根野生参的形状不一（由于每一根生长地方不同）；具有长的芦头，芦头直径小，通过芦碗可以判定野生西洋参的年龄；参根的纹路更加清晰，颜色深黑棕色，拿在手上较轻；生长周期时间长，种植参一般为3~5年，野生参普遍为10年以上。

2. 进口西洋参产业链分析

进口西洋参的产业链可以分为上游产业、中游产业和下游产业。西洋参行业的上游产业主要由西洋参药材种植和采集业组成，均在加拿大和美国；中游产业由生产加工行业为主，这部分在国外和国内均有企业；下游产业为医疗机构及药品、食品及保健食品的销售服务行业，如中成药厂、医院、药店、超市、出口贸易公司等（图1-9）。

这些行业市场容量很大，并且发展较快，具有显著的拉动作用。上游供应商和下游客户相互促进、相互依赖，并发展成生态产业链。国家药品监督管理局的数据显示，本行业近几年来一直保持 10% 以上的增长速度。

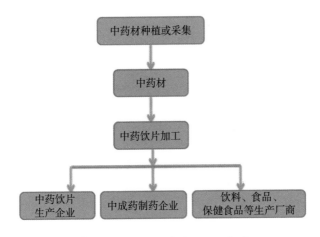

图 1-9　进口西洋参产业链结构图

3. 进口西洋参市场分析及预期走势分析

西洋参具有保健价值，也是补益佳品。我国目前是世界第一大西洋参消费国，最大的生产、出口国为加拿大。我国西洋参的需求一部分依靠进口，其在中国药用植物对外贸易中扮演着重要角色，是传统进口大宗药材。中国加入世界卫生组织（WTO）后，西洋参市场开放程度日益提高，根据海关总署的数据显示，中国进口西洋参关税从 2002 年的 40% 大幅度削减至 2019 年的 11.8%，并以每年约 1% 的幅度降低，目前已降为 7.5%，这在客观上降低了西洋参的进口限制，增强了进口西洋参在中国市场的竞争力（表 1-1）。同时，国产西洋参在 1988 年已被卫生部确定为与进口西洋参同等药用，但由于产区土壤、气候等综合因素的差异，进口西洋参与国产西洋参在性状特征和有效成分含量上存在一定的地域性差别。因此，西洋参的产地信息依旧是影响国内消费者购买的主要因素，短期内消费者对进口西洋参的需求偏好并不会因国产西洋参产量的增加而发生显著转移，在一定程度上，加拿大、美国的西洋参产业状况将始终影响着我国西洋参产业的生存与成长。在不断开放的国际经济环境下，商品、资本和信息在不同地区之间自由流动的速度日益加快，世界西洋参的供求状况以及国际西洋参价格变化对我国西洋参市场的价格涨跌具有极为重要的影响。

表 1–1 不同种类西洋参价格（元／千克）走势及 2019 年预测（2014—2023 年）

	2014年	2015年	2016年	2017年	2018年	2019年	2020年	2021年	2022年	2023年
加拿大西洋参	1406	1434	1477	1498	1566	1705	1792	1878	1963	2043
花旗参	2157	2260	2317	2355	2576	2916	3230	3502	3764	4004
国产参	764	890	939	960	1018	1097	1152	1202	1256	1298
平均	1033	1124	1167	1179	1242	1331	1394	1454	1522	1575

注：数据来自 2019 年全球与中国市场西洋参深度研究报告。

随着生活节奏加快及生活压力增大，人们的健康意识在不断提高，而生活水平的逐渐提升为人们追求更高、更有品质的生活质量提供了物质基础。中国是世界上最大的西洋参产品消费国，并且西洋参产品的需求在逐步增加。同时，西洋参是我国出口创汇的重要商品之一，大量出口到日本、韩国、东南亚各国，以及中国香港、澳门、台湾市场，另外，我国还是西洋参原料生产大国加拿大和美国最重要的贸易伙伴。

近年来，中国经济在快速增长，国民购买力在不断提高，但中国老龄化趋势明显，因此在大健康产业中西洋参产品具有一定的行业前景，市场潜力巨大。

（五）西洋参产业 SWOT（优势、劣势、机遇、挑战）分析

1. 优势分析

（1）药用及保健优势：西洋参作为贵细药材，具有补气养阴、清热生津等功效，深受人们喜爱。清代《本草纲目拾遗》记载西洋参有"补肺降火，生津液，除烦倦"等功效。西洋参味苦、微甘，性寒，入心、肺、肾经，主治肺肾阴虚火旺、咳喘痰少、气阴两伤、心烦疲倦、口渴及口燥咽干之证。因其食用方便，可含服、冲泡等，适宜作为日常保健食品服用。目前市场上西洋参产品有口服液、参片、含片、参粉、饮料、西洋参酒、西洋参茶剂等。中国是世界上最大的西洋参产品消费国，且其需求在逐步增加。

（2）技术优势：西洋参在长期种植实践中，已经形成种子处理、种植管理、植物保护、良种繁育等一套比较成熟的栽培种植技术，无论是国内的种植，还是国外的种植，都比较成熟和规范，这个优势可以明显弥补野生西洋参资源的不足，并且有利于环境和资源的保护。

2. 劣势分析

中药行业属于典型的资源依赖型行业，尤其是西洋参等贵细药材的种植。随着野生西洋参资源储量下降，严重制约了西洋参的产业发展，同时产业还面临农药残留超标、重金属含量超标、品种/品质退化、国内供应量不足依赖进口等问题。因此，解决西洋参产业劣势问题应以产业瓶颈难题为导向，推动道地药材适宜产区生态种植研究，制定优质药材标准，严格农药、化肥、植物生长调节剂等使用管理，逐步实现"无硫加工、无黄曲霉素污染、无公害、全过程可追溯"，加强中药材质量控制，深入实施中药材产业扶贫。同时，对进口西洋参应严把质量关，鼓励建立西洋参国外规范化种植基地及进口西洋参的国内规范化加工基地。

3. 机遇分析

（1）加强协同转化：充分发挥生态资源特别是土地无污染优势，以无污染的大宗药材市场需求为牵引（如优质的种植西洋参资源），深挖下游产品培育，开展协同攻关；积极引导政府、联合会、种养殖合作社与大型中药生产企业合作，培养一批专业的种植人才。推动产品升级研发，畅通科研成果转化渠道，建立行之有效的"政产学研用"运行体系，实现协同创新，有效促进成果转化。

（2）促进高端发展：加快生态西洋参种植产业转型升级，大力推动可持续的生态中药产品投资和贸易，深化生态中药经济技术合作，促进森林的多种利用，提供各类产品和服务；密切结合医药健康与人工智能，积极培育新兴业态，为产业发展提供新动能；加大引导各类国际创新要素集聚力度，优化构建高端产业体系。

（3）鼓励科技创新：加快生态科技与医药产业融合，加强种植一体化领域的能力建设和产品研发，充分发挥联盟功能，实现包括技术转让、信息分享、科技会议和创新融资机制等领域的联合创新，加强新技术和科研成果在西洋参种植领域的最广泛深入应用，促进创新增长。

（4）原料种植机遇：种苗与栽培技术创新；道地产区资源控制，做实优质产区（含国外产区）名贵品牌，限量增质；普通产区扩大范围，做大西洋参产业规模。

（5）制品研发机遇：西洋参目前主要集中用于中药饮片与保健食品，这两者都属于初加工产品，需要进一步开展理论研究与剂型开发，扩大应用范围。

（6）制品销售机遇：如健康品牌的建设，采用三级开发，即高、中、低端品牌，独立并相辅相成。高端品牌以贵细形式继续存在；更重要的是中低端品牌，能被广大群众所使用，扩大西洋参市场。当前，中端品牌比较成熟，但还不够亲民；高端品牌多而杂，难以适从；低端品牌较少，并且存在伪药和劣药的可能，而且有的农副产品或食品打"擦边球"，利用西洋参在人们心目中的好感以次充好，或用非西洋参产品"蹭热度"。

（7）健康管理机遇：西洋参的健康管理应纵向垂直切入，如利用权威的信息平台、文化传媒及互动交流会议等方式。

4. 挑战分析

对于国产西洋参，道地中药材产业一体化发展应紧紧抓住以人民群众健康需求为根本、以扶贫攻坚为使命，积极推动成果和产业化转化，深入分析林药经济发展面临的重点、难点问题，精准发力，综合施策，补齐短板，努力破除体制机制障碍，切实解决制约发展的"卡脖子"问题。提高原著居民可持续经营生态中医药发展、贸易和加工的能力，加快地区发展，改善民生，实现绿色增长。

加强道地中药材产业一体化建设，是经济、社会和环境可持续发展的有力支撑，在生态保护、消除贫困、绿色增长、满足人民群众健康需求等方面具有重要的作用和贡献，是突破中药国际化发展瓶颈的重要手段，道地中药材产业一体化发展迫切需要加强跨领域合作，从而应对经济、社会、环境的挑战。

第二章／西洋参之品

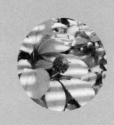

第一节
西洋参的种植与
野生西洋参的采收

西洋参在我国只有种植品，在美洲有少量野生。西洋参对环境的适应性相对较差，对地质、气候、温度、环境、水纹等要求比较苛刻，对严寒和高温的适应性也较差，喜欢温暖阴湿的林下及冬暖夏凉的环境。生长发育对土壤和环境要求更为严格。因此，只有科学选择适宜的环境、严格进行田间管理、按要求采收才能保证西洋参的质量和品质。

一、特定环境，品质之源

（一）土壤及地形选择

种植西洋参应选择土壤较肥沃的农田地，最好在栽种前对土地进行采样，采样要注意均匀性，将采好的土样进行科学化验或请教有关专家现场勘查，对土地的酸碱度、肥力情况、地下水位、前期农药使用、除草剂使用等情况进行分析。西洋参属于不能连茬种植的农作物，一块地只能用4~5年。为保证西洋参的产量，每年都要在附近重新选一块地，以形成一片连续完整的种植场，因此要选有继续扩建可能性的土地。并且，所选择的土地应注意周边的交通运输要方便，水源、电力要方便搭建和利用（图2-1）。另外，由于西洋参的价格较高，所以还要注意防火、防盗问题。

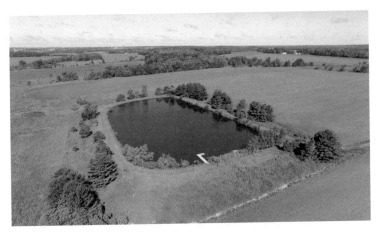

图2-1　参田的选择需要做好水源等设施的考察

（二）温度要求

西洋参植株生长适宜温度为14~18℃，在此范围内，温度高则植株生长高，反之温度低则植株生长相对矮小；参根的适宜温度为12~14℃。因此，西洋参植株与参根二者生长所需的适宜温度不一致，根的适宜温度略低一些。在海拔1200m以下的地区，西洋参可以开花、结红果，温度在20℃以上者红果率高，这样的条件可作为西洋参的种子基地；在海拔1200~1700m的地区，气温稍冷，可以作为西洋参的种植基地。

（三）光照的影响

由于西洋参对光照敏感，所以要注意选择通风、背阴的地方，如平原地区春、冬两季风较大，夏季中午光照强，需选迎风、避强光直射的地域。种植西洋参，各地应因地制宜选地，如吉林、靖宇地区春天为西南风，冬季为西北风，若选择在南坡和西坡种植，则中午到下午有强光直射，会对西洋参产生危害。因此，种植西洋参需要搭棚，以减少不利影响。

农田栽培西洋参需要在荫棚下生长，多采用连体的高式平棚，把整个田块搭成一个大棚，其上盖遮阳网，棚的四周围上草帘，夏天不用盖塑料布，冬天为了保暖需要覆盖塑料布，以保证正常生长，同时透光率控制在20%左右，这样可以有效防止因光照过强而产生叶片发黄、脱落、灼斑病等情况（图2-2）。

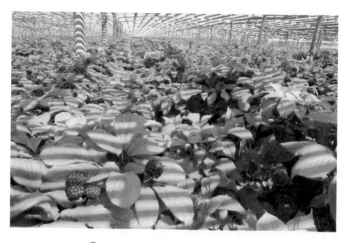

图2-2　西洋参种植的适合透光度

二、规范种植，品质之根

（一）整地施肥

1. 选地后的早期工作

选地对西洋参的种植非常重要，要想选好地，首先要对前茬植被进行摸底，前茬植物最好是禾本科或豆科植物，如果是烟草属或十字花科植物，则需休整土地或改良土壤。

2. 休整土地

利用农田栽培西洋参可以解决参业和林业争地的矛盾，有效利用土壤，但是采用农田种植西洋参需要进行休整土地，因为农田中的腐殖质明显低于林地的土壤，所以必须进行施肥改土，若检测土壤中的重金属和农残超标，则需换土后再进行施肥（主要为有机肥，如草木灰、动物粪便发酵肥、豆饼做成的豆饼肥等），然后将肥料多次深翻，以改善土壤状况。施肥时一般每平方米土地加炉渣 25kg、腐熟动物粪便 15kg、钾肥 150g。这种改土的方法比较常见，具体施肥量、施肥种类一般需要在测量后按比例进行调试。

3. 翻地

翻地的目的是杀虫和整地，一般开始种植西洋参的土地要休整一年，春天过后每隔半个月到一个月需要深挖一次，每次深挖至少 30cm 以上，从而达到杀虫和处理土地的目的。

4. 作床

作床是在将土地修整成一定长度、宽度和高度的种植地块，西洋参的地块一般根据地形修成宽1.4m、高0.3m左右，长度可以随要求调整成长条形，留出半米以上的作业通道便于灌溉和作业。为有效利用土地资源，现在多采用平面设计图的方式，先对整好的土地进行测量，绘图合理规划出位置，尽可能有效地利用土地资源。然后按照设计图起土垅，小面积者用铁锹人工即可，大面积者需用拖拉机牵引机械犁耙作业（图2-3）。

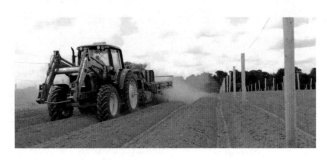

图2-3 西洋参种植作床后的作业

另外，作床前要对土壤进行消毒，消毒的目的主要是去除土壤中的害虫、真菌以及一些土壤的传染病等。目前的消毒方法主要是化学消毒、辐照消毒、药物消毒和暴晒消毒，其中药物消毒较为普遍，但是药物消毒时要注意药物残留及药物对西洋参的影响。

如果前期没有进行多次翻地、施肥，作床时应注意施基肥，方法同前面的休整和翻地。

（二）选种播种

1. 种子处理

由于西洋参种子有休眠现象，所以种子培育前需要预先处理。种子的处理方法包括选种、消毒、发芽、储藏。每年秋天西洋参果成熟后，选择饱满成熟的种子在 50% 多菌灵 500 倍液或 65% 代森锰锌 600 倍液中浸泡消毒 10 分钟，再埋入装有过筛后调好湿度的细沙箱中，细沙的湿度控制在手握成团的程度，注意种子之间的距离，覆盖沙土，沙土覆盖厚度为 8cm 左右，温度控制在 18℃ 左右，等待裂口，裂口后温度控制在 12℃ 左右。种子裂口前每隔 15 天要倒种一次，每次都要注意调节湿度，种子裂口后每隔 7 天倒种一次，一般经过 4 个月左右西洋参种胚长可达 4mm 左右，当种胚达到种仁 4/5 左右时，种子就处理合格了。如果没有达到标准，则需要延长时间，直到合格为止（图 2-4）。

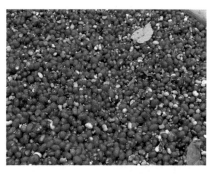

图 2-4　待筛选的饱满西洋参种子

处理好的种子应逐渐降低温度条件，在 0~5℃ 条件下放置 60 天以上，然后再降温至完全结冻，放入冷藏坑中盖严保存，待春天化冻后取出播种。

2. 播种

西洋参每年有两个季节可以播种，即春、秋两季，各地也可根据具体气候条件而定，但应注意"春播不宜晚，秋播不宜早"的原则。西洋参的种植方式主要有两种，第一种是直播，即直接将西洋参种子撒在同一块土地上，并连续生长4~5年；第二种是移栽，即将育苗1~2年的西洋参移栽到土地上再种2~3年。

播种前1~2天要对床面进行喷灌或浇灌，使土壤达到一定湿度，再进行播种。播种采用穴播法，穴播株行距控制在（5~6）cm×（7~10）cm，育苗要相对密一些，可以控制在5cm×5cm左右，播种深度约3cm，播后注意对床面盖草。

3.移栽定植

一般秋季移栽在土壤结冻前进行，春季移栽在土壤解冻后立即进行，各地可以按照这个规律进行移栽。移栽时注意选优质完好的种苗，如果有病参或发霉、变质者不可栽培，否则不仅会影响产量，还会导致传染。另外，移栽前同样需要对土地进行消毒，可以用50%多菌灵可湿性粉剂。

（三）田间管理

1.床面覆盖

农田栽培西洋参的床面一定要注意覆盖，一般用稻草或麦草，可以根据各地资源情况而定，1~2年生的苗田厚度控制在2cm，3~4年生者厚度控制在3cm。另外，还应做好松土、防虫和追肥。

2.追肥

西洋参从播种开始要在同一地块连续生长4~5年，单纯靠一次基肥很难保证西洋参的正常生长发育，所以必须追肥，可以追加豆饼粉、腐熟的有机肥，也可以追加高效复合肥来保证产量，特别是两年后如果不及时追肥会影响产量。此外，绿果期可以对西洋参进行 1~2 次根外施肥，以保证种子的产量。

3. 灌溉系统

适宜的水分条件是西洋参生长良好的必要保证。种植西洋参要注意田边附近的灌溉设施必须完善，灌水采用喷灌或浇灌方式，西洋参每平方米用水量 15~20kg。在雨水多的时候，还要注意水沟的排水系统，严防涝情发生。

4. 遮荫

待西洋参出苗后，就要做好遮荫管理工作。遮荫材料可以选择苇帘、尼龙遮阳网等，现在大部分采用尼龙遮阳网和苇帘联合应用的方式。苇帘要注意不能太密集，间隙控制在 1.0~1.5cm；遮阳网要注意在阳光充足的时候加盖苇帘遮阴。苇帘和遮阳网的布局注意灵活性和可操作性，要求床与床间遮荫帘的搭接处一定要对准作业道，还要保证帘的固定性一定要好（图 2-5）。不同年限的西洋参对不同季节的透光度需

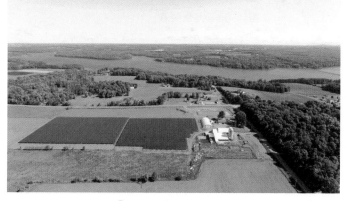

图 2-5　西洋参棚俯瞰图

求不同，低年生的西洋参夏季必须减弱光照，其他年生的西洋参盛夏也要适当注意减弱光照，以防灼伤。

5. 摘蕾、疏花及采种

3年以上生的西洋参开始大量开花结果，如果不留种应及时摘除全部花蕾，确保西洋参根的产量。如果是留种的西洋参，为确保种子的产量，则应摘除部分花（也称疏花工作）。其方法

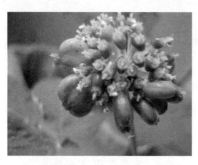

是将花序中心 1/3 左右花蕾全部摘除，仅留外围 30 个左右的花蕾（图 2-6）。同一块地，西洋参的花期、种期及种子成熟期时间可能会出现不一致，因此要注意分批采收。

图 2-6　西洋参花与果

▶ 视频 2-1

西洋参的秋季保养

6. 防治病虫害

西洋参营养丰富，但病虫害较严重，种类也比较繁多，因此要注意防虫，一旦发现虫害则应及时处理，否则会产生非常严重的影响，如黑斑病、立枯病、疫病、菌核病、根腐病等。

种植西洋参防治病虫害的方法主要是化学药剂除虫法。常用的药剂有 800 倍、40% 的代森铵，500 倍、50% 的多菌灵，600~800 倍、65% 的代森锌，800 倍的代森锰锌，1000~1200 倍

的甲基托布津，500 倍、75% 的百菌清，1：1：（120~160）的波尔多液等，这些药剂可轮换使用。在出苗达到 50% 以上时，就可以进行除虫，大约每 7 天打药 1 次，主要喷洒叶面、叶背、茎杆处。春季出苗前田间消毒可选用 1% 的硫酸铜，对土壤、棚子、整个环境进行消毒。西洋参的虫害有金针虫、蝼蛄等，可用环保的药剂进行杀灭，做到及时发现、及时处理。

（四）休眠期管理

1. 越冬防寒

每年初冬土壤结冻前或初春土地开化时，易出现气温反复在零度左右频繁骤变现象，若护理不当则会造成损害。护理时注意不同年份的西洋参应分别防寒管理。防寒覆盖物可以因地制宜，一般用稻草、阔叶树树叶或防寒土覆盖，农田栽培一般采用全面覆草，厚度不超过 20cm。防寒覆盖最好分两次完成，刚开始上冻时先覆盖一层（10cm 左右），隔 10~15 天覆盖完毕，遇到特别天气时要灵活应对。另外，还要预防大风对覆盖物的损坏，及时弥补。

2. 参棚维修

每年初春应进行维修，及时检查参棚，对老坏的柱子和破坏的棚顶进行维修和加固。

三、应时采收，品质之基

（一）采收要求

西洋参一般种植 4~5 年才采收。因为西洋参中的人参皂苷在 3~5 年株龄含量逐渐达到峰值，但在第 5 年后西洋参在产量和维护成本上不成正比，所以一般 5 年参就必须采收（图 2-7、图 2-8）。

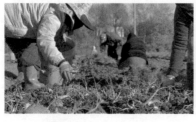 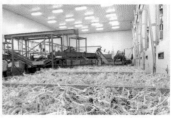

图 2-7　采收西洋参　　　　　　图 2-8　鲜参的干燥

▶ 视频 2-2

西洋参的采收

（二）采收挑选

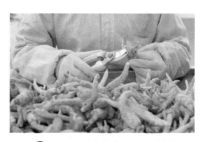

西洋参采收以秋季为主，只有需要结籽的才会延后采收。西洋参如果在种植过程中出现虫害或者错过季节采收，就可能会导致不合格的情况发生，

图 2-9　检查晒干的西洋参

质量较差，需注意挑选（图 2-9）。

▶ 视频 2-3

进口西洋参的鲜参挑选

第二节
西洋参的加工与炮制

一、西洋参如何从"农作物"成为药材

西洋参的采收时间一般在 9 月下旬到 10 月上旬之间，其干燥方式通常为自然风干、晒干或低温干燥与加热烘干、红外线干燥相结合，直至干透，再按照大、中、小分等级。西洋参的品规有全须西洋参、支头西洋参、西洋参尾、西洋参须、西洋参芦等。

西洋参在加工过程中，最容易出现的问题是红支和青支。红支主要是由于烘干温度过高，导致淀粉糊化、倍半萜类氧化聚合等，从而使颜色变深；青支主要是由于干燥温度过低、湿度偏高，使西洋参排潮不畅而发生霉变和酸败，从而出现外观颜色的变化。因此，西洋参在干燥过程中以及干燥后库存贮藏中，均应注意控制环境温度和湿度，具体参数可参考中国中药协会团体标准《西洋参药材加工技术规范》。

二、西洋参的炮制方法

西洋参的制法自清代就有记载，其制法有"姜制"和"蒸制"等，蒸制方法又有"刮去皮、饭上蒸""糯米饭上

蒸""桂圆肉拌蒸"等，主要目的是去其寒性，现代已基本失传。

　　现在西洋参多以生品入药，主要目的是使药物纯净，便于临床调剂和制剂。西洋参最常见的炮制方法是"去芦，润透，切薄片，干燥或用时捣碎"（《中国药典》）。其饮片呈长圆形或类圆形薄片；外表皮浅黄褐色；切面淡黄白色至黄白色，形成层环棕黄色，皮部有黄棕色点状树脂道，近形成层环处较多而明显，木部略呈放射状纹理；气微而特异，味微苦、甘。所谓"润透"，有的是置于焖润锅内，用蒸汽焖润至透心；也有的是用适宜容器蒸软，然后趁热切薄片（《北京市中药饮片炮制规范》）。西洋参片的具体炮制参数可参考中国中药协会团体标准《西洋参片炮制技术规范》（图2-10、图2-11）。

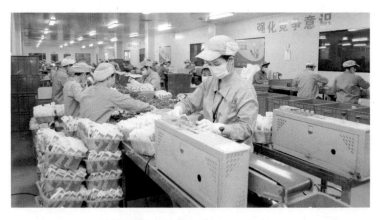

图2-10　西洋参加工

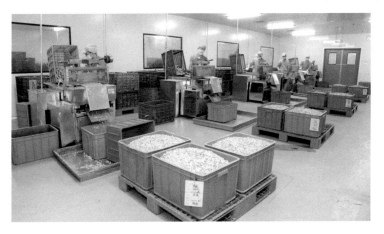

图2-11　西洋参切片

除西洋参片外，上海市还将整枝西洋参除去黄只、油只及残留芦，筛去灰屑，作为西洋参的一种饮片规格（《上海市中药饮片炮制规范》）。天津市与上海市相同，除西洋参片外，也将西洋参原品作为炮制品之一。

1. 西洋参枝

部分省区有该炮制品，将原药材剪去根茎（芦头）、侧根及须根，按形状大小分等级。西洋参枝呈圆柱形、圆锥形或不规则类圆球形；表面浅黄褐色，可见横向环纹及线形皮孔状突起，并有细密浅纵皱纹，偶见侧根痕；体重，质坚实，不易折断，断面较平坦，淡黄白色或黄白色，皮部可见黄棕色点状树脂道，形成层环纹棕黄色（《北京市中药饮片炮制规范》）。

2. 西洋参节

取西洋参修剪下的较粗的主根尾部和侧根，剪成 1~7cm 的段，按大小分等级。西洋参节呈不规则圆柱形段，长 1~7cm（《北京市中药饮片炮制规范》）。

3. 西洋参须

取西洋参修剪下的须根或较小的侧根与须根，除去杂质。西洋参须呈不规则细小圆柱形小段，长短不一（《北京市中药饮片炮制规范》）。

4. 西洋参粉

部分省区有将西洋参粉碎成粉末作为饮片使用的，如云南省是将西洋参药材去芦、洗净、干燥、破碎，粉碎成中粉；其性状呈浅黄白色至黄色粉末，气微而特异，味微苦、甘（《云南省中药饮片标准》）。而北京市的西洋参粉则是粉碎成细粉或极细粉；其性状呈黄白色粉末，气微而特异，味微苦、甘（《北京市中药饮片炮制规范》）。《山东省中药饮片炮制规范》收载了"西洋参粉"这一炮制品，其中有两种规格，一种为细粉，另一种为超微粉。四川省的西洋参粉有粗粉和细粉两种规格（《四川省中药饮片炮制规范》）。西洋参粉的具体炮制参数可参考中国中药协会团体标准《西洋参粉炮制技术规范》。

5. 西洋参超微饮片

《湖南中药饮片炮制规范》中有将西洋参炮制后加工成超微饮片（表 2–1）。

表 2-1 西洋参各饮片质量标准

品名	炮制	规格	收载标准
西洋参		药材	《中国药典》（2020 年版）
西洋参	去芦，润透，切薄片，干燥或用时捣碎	饮片	《中国药典》（2020 年版）
西洋参	净制	饮片	《上海市中药饮片炮制规范》（2008 年版）《天津市中药饮片炮制规范》（2012 年版）
西洋参枝	原药材剪去根茎（芦头）、侧根及须根，按形状大小分等级	饮片	《北京市中药饮片炮制规范》（2008 年版）
西洋参节	西洋参修剪下的较粗的主根尾部和侧根，剪成 1~7cm 的段，大小分等级	饮片	《北京市中药饮片炮制规范》（2008 年版）
西洋参须	西洋参修剪下的须根或较小的侧根与须根，除去杂质	饮片	《北京市中药饮片炮制规范》（2008 年版）
西洋参粉	粉碎成中粉	饮片	《云南省中药饮片标准》（2005 年版）第二册
西洋参粉	粉碎成细粉或极细粉	饮片	《北京市中药饮片炮制规范》（2008 年版）
西洋参粉	细粉	饮片	《山东省中药饮片炮制规范》（2012 年版）
西洋参粉	超微粉	饮片	《山东省中药饮片炮制规范》（2012 年版）
西洋参粉	粉碎成粗粉	饮片	《四川省中药饮片炮制规范》（2015 年版）
西洋参粉	粉碎成细粉	饮片	《四川省中药饮片炮制规范》（2015 年版）
西洋参超微饮片	加工成超微饮片	饮片	《湖南中药饮片炮制规范》（2010 年版）

第三节
西洋参的质量评价

　　西洋参的质量评价包括质量有效性及产品安全性的评价。有效性评价主要关注西洋参的真伪优劣，安全性评价需考虑外源性污染等问题。

一、西洋参质量标准情况

　　《中国药典》自2000年版开始，每版均收载西洋参及其饮片，检验项目从最初的性状鉴别、薄层色谱鉴别、含量测定等，到现在增加了重金属及有害元素、农药残留、浸出物等项目，含量测定从单一成分控制，提升为多种成分控制。除《中国药典》外，西洋参作为传统进口药材，其标准还收载于《儿茶等43种进口药材质量标准》中。另外，在《台湾中药典》《香港中药材标准》中也有西洋参质量标准的收载。质量控制手段不断完善提高，西洋参的质量也越来越有保证（表2-2）。

表2-2　西洋参质量标准情况

出处	鉴别	检查	含量	饮片
《中国药典》 （2000年版）	（1）性状鉴别 （2）薄层鉴别	人参、水分	高效液相色谱法 （人参皂苷 Rb1）	西洋 参片

续表

出处	鉴别	检查	含量	饮片
《中国药典》（2005年版）	（1）性状鉴别（2）薄层鉴别	水分、总灰分、酸不溶性灰分、人参、重金属及有害元素、浸出物（乙醇）	高效液相色谱法（人参皂苷Rg1、人参皂苷Re、人参皂苷Rb1）	西洋参片
《中国药典》（2010年版）	（1）性状鉴别（2）薄层鉴别	水分、总灰分、人参、重金属及有害元素、浸出物（70%乙醇）	高效液相色谱法（人参皂苷Rg1、人参皂苷Re、人参皂苷Rb1）	西洋参片
《中国药典》（2015年版）	（1）性状鉴别（2）薄层鉴别	水分、总灰分、人参、重金属及有害元素、浸出物（70%乙醇）、农药残留量	高效液相色谱法（人参皂苷Rg1、人参皂苷Re、人参皂苷Rb1）	西洋参片
《中国药典》（2020年版）	（1）性状鉴别（2）薄层鉴别	水分、总灰分、人参、重金属及有害元素、其他有机氯类农药残留量、浸出物（70%乙醇）	高效液相色谱法（人参皂苷Rg1、人参皂苷Re、人参皂苷Rb1）	西洋参片
《儿茶等43种进口药材质量标准》	（1）性状鉴别（2）薄层鉴别	须根、碎末、断尾等、病害霉变参、杂质、水分、人参、有机氯农药残留量、重金属、	高效液相色谱法（人参皂苷Rg1、人参皂苷Rb1）	
《香港中药材标准》	（1）性状鉴别（2）显微鉴别（3）薄层鉴别	指纹图谱、重金属、农药残留、霉菌毒素、杂质、总灰分、酸不溶性灰分、水分、浸出物（水、乙醇）	高效液相色谱法（人参皂苷Rb1、人参皂苷Rb2、人参皂苷Rc、人参皂苷Rd、人参皂苷Re、人参皂苷Rg1）	
《台湾中药典》（第二版）	（1）性状鉴别（2）显微鉴别（3）薄层鉴别	水分、总灰分、酸不溶性灰分、总重金属、农药残留、浸出物（水、稀乙醇）	高效液相色谱法（人参皂苷Rb1）	

续表

出处	鉴别	检查	含量	饮片
《台湾中药典》（第三版）	（1）性状鉴别 （2）显微鉴别 （3）薄层鉴别	水分、总灰分、酸不溶性灰分、二氧化硫、重金属、农药残留、浸出物（水、稀乙醇）	高效液相色谱法（人参皂苷 Rb1）	

二、西洋参质量鉴别方法

西洋参质量鉴别方法主要有性状鉴别法、显微鉴别法和理化分析法。这三种方法各有优势，相互补充，可以从不同方面进行西洋参的质量控制。

（一）性状鉴别法

性状鉴别法是凭借人的感官鉴别西洋参的质量，内容涉及形状、大小、色泽、表面、断面、质地、气味七个方面。西洋参药材和西洋参片可以通过该方法辨别质量。西洋参以表面颜色淡棕色略深、主根致密、味苦回甜浓者为好。

西洋参性状特征

呈纺锤形、圆柱形或圆锥形，长 3~12cm，直径 0.8~2cm。表面浅黄褐色或黄白色，可见横向环纹及线形皮孔状突起，并有细密浅纵皱纹和须根痕。主根中下部有一至数条侧根，多已折断。有的上端有根茎（芦头），环节明显，茎痕（芦碗）

圆形或半圆形，具不定根（芋）或已折断。体重，质坚实，不易折断，断面平坦，浅黄白色，略显粉性，皮部可见黄棕色点状树脂道，形成层环纹棕黄色，木部略呈放射状纹理。气微而特异，味微苦、甘。

（二）显微鉴别法

1.西洋参的横切面显微描述

木栓层由6~8列切向延长的细胞组成，外部数层细胞常脱落。皮层薄壁细胞10余列，细胞内含草酸钙簇晶，皮层散有树脂道，周围有5~11个分泌细胞。韧皮部树脂道众多，常排列成1~3个同心环，外侧射线中常有裂隙。形成层环明显。木质部导管常单个或2~10个成群，径向断续排列，导管木化或微木化，射线细胞1~4列。薄壁细胞含有淀粉粒（图2-12）。

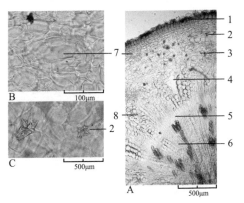

A：横切面；B：树脂道；C：簇晶

1：木栓层；2：簇晶；3：皮层；4：裂隙；5：形成层；6：木质部；

7：树脂道；8：韧皮部

图2-12 西洋参的横切面显微图

2.西洋参的粉末显微描述

淡褐色或淡黄白色。树脂道纵断面观呈管道状,内含大量金黄色油滴状分泌物和少量橘红色条块状分泌物。草酸钙簇晶较多,直径 8~91μm,偏光显微镜下呈亮多彩状。木栓细胞无色、淡黄色或淡黄棕色,类多角形或类方形,垂周壁薄,波状弯曲。导管主要为网纹、梯纹导管,另有环纹及螺纹导管。淀粉粒单粒类圆形至卵形,直径 2~28μm,脐点人字形、点状或裂隙状,层纹明显;复粒较少,2~9 分粒组成(图 2–13)。

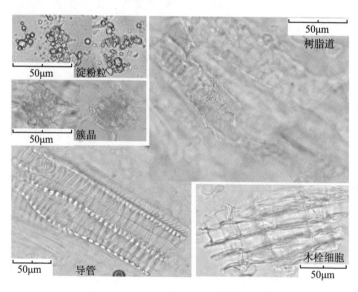

图 2–13　西洋参的粉末显微图

(三)理化分析法

理化分析法是借助现代仪器设备,如薄层色谱成像系统、高效液相色谱仪等,对西洋参的主要化学成分进行鉴别、含量测定或有毒有害物质的测定，特别对于含西洋参的中成药，如洋参保肺丸、二十七味定坤丸、益安宁丸等，理化分析更为重要。

1. 西洋参的化学成分

西洋参的化学成分主要包括皂苷类、挥发油类、氨基酸类、聚炔类、脂肪酸类、糖类、甾糖类、无机元素类、酶类、黄酮类等。经研究，其主要活性成分是人参皂苷类成分，总含量为 5%~10%，先后已经分离出 40 多种。

皂苷类化合物总含量的高低是衡量西洋参内在质量优劣的重要标准。西洋参中皂苷类成分的苷元化合物结构绝大多数属于达玛烷型四环三萜皂苷。

西洋参与同属人参、三七在化学成分上既有相似性，又有差异性，西洋参特有的成分为拟人参皂苷 F11，其他含量较高的成分主要为人参皂苷 Rg1、人参皂苷 Re、人参皂苷 Rb1 等。

2. 西洋参质量控制方法的研究

西洋参化学成分及质量控制的现代研究较多，特别是人参皂苷类成分，多采用高效液相色谱方法进行分离及测定（图 2-14、图 2-15）。2020 年版《中国药典》在西洋参含量测定项中规定人参皂苷 Rg1（$C_{42}H_{72}O_{14}$）、人参皂苷 Re（$C_{48}H_{82}O_{18}$）和人参皂苷 Rb1（$C_{54}H_{92}O_{23}$）的总量不得少于 2.0%。

西洋参为传统的贵细药材，价格较高，为避免有人参冒充掺伪的情况出现，西洋参的质量标准中还专门制定了人参检查项，从而有效打击这类违法行为，确保西洋参的质量（图2-16）。

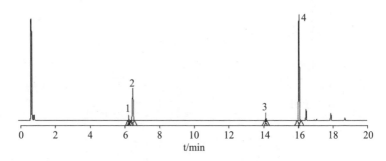

1：人参皂苷 Rg1；2：人参皂苷 Re；
3：拟人参皂苷 F11；4：人参皂苷 Rb1

图2-14 西洋参液相色谱图

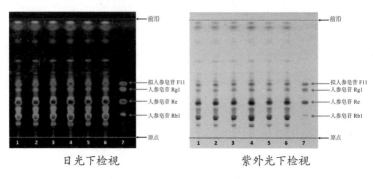

日光下检视　　　　　　　　　紫外光下检视

1~6：西洋参；7：混合对照品（拟人参皂苷 F11、
人参皂苷 Rg1、人参皂苷 Re、人参皂苷 Rb1）

图2-15　西洋参薄层色谱鉴别图

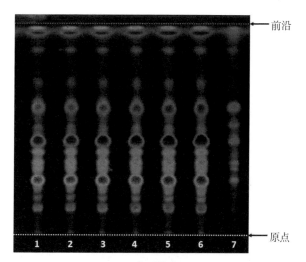

日光下检视

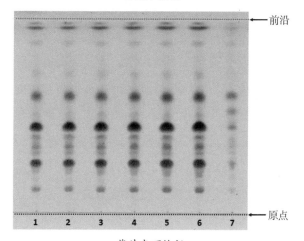

紫外光下检视

1~6：西洋参；7：人参对照药材

图 2-16　人参薄层色谱检查图（不得显完全相同的斑点）

三、西洋参安全性控制

（一）西洋参安全性现状

近些年，随着广大人民群众生活水平质量的提高以及西洋参在国内外的应用越来越广泛，人们对西洋参的需求量日益增大，除了关注西洋参本身的药用价值外，西洋参用药的安全性也越来越受关注。

为了更好地完成中药与国际接轨，中药的质量安全是必要而有力的保障。除了通过建立科学的质量标准对中药质量进行控制外，中药的外源性污染物监测是从源头上解决中药质量安全问题的关键突破口。中药外源性有害污染物不同于中药本身所具有的、特异性的毒性化学成分，而是动、植物在生长过程中从所接触的土壤、水、大气、饲料等环境中吸附或蓄积，以及在养殖、栽培过程中病虫害防治后的残留形成的，也可能是由于饮片的不当炮制、加工、贮藏造成污染导致的，主要包括农药和兽药残留、重金属和有害元素残留、真菌毒素残留、有机污染物残留、病原微生物污染等。外源性有害污染物是可以通过科学、合理的途径、方法、手段消除质量安全隐患的可控因素。中药外源性有害物质多难以表现出急性毒性，但易导致蓄积中毒。重金属残留不仅可以通过皮肤、呼吸等途径进入人体，还会使酶活性减弱或者丧失，影响细胞生长，进而影响其遗传，导致机体畸变或致癌，甚至会伴有恶心、休克、肾衰竭等症状。黄曲霉毒素的残留会导致机体免疫力下降、不孕等，严重者可发生急性中毒等症状，甚至突然死亡。中药外源性污染物所存在的巨大安全隐患已经引起了各个层面的高度重视。

（二）农药残留的研究现状

农药残留是影响药材质量安全的重要因素之一。西洋参的生长周期较长，对生长环境要求苛刻，人工种植的西洋参成为市场上最重要的产品来源，但是由于忽视环境保护的重要性，为了防治西洋参病虫害，提高西洋参产量，常常会存在农药滥用的情况，导致农药残留问题备受关注。

西洋参作为我国传统的中草药出口产品，出口市场主要集中在欧美、日本、东南亚以及中国台湾、香港。西洋参及其制成品作为滋补药在国内外的药食同源产品市场中有很高的知明度。而各个国家对西洋参设定了非常严格的农药残留限量，并确定了相应的检测方法。农药残留问题是影响我国参类产品对外贸易的主要因素之一。

一般所谓的农药残留是农药使用后一个时期内没有被分解而残留于生物体、收获物、土壤、水体、大气中的微量农药原体、有毒代谢物、降解物和杂质的总称。目前所使用的农药中，有些农药在较短时间内可以通过生物降解而生成无害物质，但是有些农药如有机氯类农药，其化学性质稳定，脂溶性大，残留时期长，易沉积，可严重威胁人体健康。以六六六（HCH）、滴滴涕（DDT）、五氯硝基苯（PCNB）为代表，它们是一类含氯有机合成杀虫剂，曾在我国广泛使用，因其具有亲脂性及半衰期长的特点，所以可造成环境严重污染，破坏生态环境。同时，其在自然环境中极难降解，在作物和环境中残留量较高，可通过食物链和生物浓缩，进入人及畜体内，在肝脏、脂肪、乳汁中积累，使人致癌、致畸，并可干扰内分泌系统，存在潜在危害，影响人体健康。因此，国家对中药中此类农药残留制订相关标准，从而有效地监测控制管理。不过，这类农药在我国及其他一些国家早已禁用，残留来源主要来源于土壤中的残留。随着时间的推移，这类农药的残留将不会成为主要问题。

我国常用的农药除了有机氯类农药外，还有有机磷类、氨基甲酸酯类、拟除虫菊酯类及一些抗菌剂等。刘琪等2019年对山东地区市售的80批次西洋参进行检测，结果显示共27个样品检测出18种农药残留（敌敌畏、稗草丹、啶虫脒、乙拌磷、腐霉利、五氯硝基苯、甲氰菊酯、螺甲螨酯、氯甲硫磷、莠去津、莠去净、环莠隆、敌草净、杀草丹、乙草胺、稻丰散、己唑醇、抑草磷），农药残留以敌敌畏、稗草丹、啶虫脒、乙拌磷、腐霉利的检出频率较高，个别样品五氯硝基苯（213.6 μg/kg）、甲氰菊酯（112.3 μg/kg）、螺甲螨酯（101.2 μg/kg）检测出高浓度残留，其余农药检出浓度较低。

《中华人民共和国食品安全法》明确规定，国家要建立食品安全风险评估制度，制定包含致病性微生物、农药残留、兽药残留、重金属、污染物质以及其他危害人体健康物质的限量规定的强制性食品安全标准。目前国际上测定农药残留的方法有很多种，主要依赖色谱检测法进行农药残留的定性和定量检测。所用检测技术有气相色谱检测法、液相色谱检测法、色谱-质谱联用技术等。这些技术的应用大大提高了农药残留检测的定性能力、灵敏度、覆盖范围和检测限。我国最新颁布的 GB/T 2763-2021《食品安全国家标准食品中农药最大残留限量》规定了食品中 564 种农药的 10092 项最大残留限量。这对中药材中农药残留问题具有积极的指导和控制作用。目前西洋参的执行标准方法为 2020 年版《中国药典》一部西洋参中其他有机氯类农药残留量的测定方法。该方法测定了西洋参中 8 种农药残留，规定了五氯硝基苯、六氯苯、七氯（七氯、环氧七氯之和）、氯丹 (顺式氯丹、反式氯丹、氧化氯丹之和) 的限度。而 2015 年版《中国药典》一部西洋参中农药残留量的检查测定了 17 种农药残留，包括上述 8 种及总六六六、总滴滴涕、艾氏剂（图 2-17）。由于总六六六、总滴滴涕、艾氏剂在 2020 年版《中国药典》四部"药材和饮片检定通则" 33 种禁用农药中规定了限度，并且限度值比 2015 年版《中国药典》低，要求更为严格，所以 2020 年版《中国药典》未将总六六六、总滴滴涕、艾氏剂农药残留检测收载在西洋参标准正文中。从近些年的文献报道以及检测部门的检测数据来看，有机氯类农药的检出率和不合格率均不高。

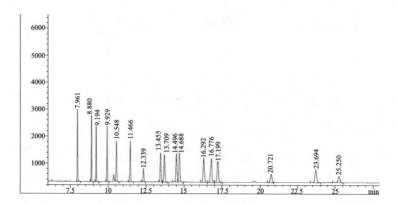

17种有机氯类农药残留对照品图谱

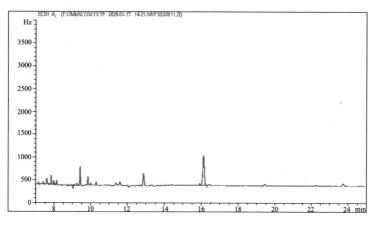

西洋参样品图谱

图2-17 西洋参的农药残留检查谱图

（三）重金属的研究现状

西洋参是五加科多年生草本植物，以根入药，是重要的补益类中药。西洋参的种植模式目前以农田栽参为主，而农田土壤在长期种植过程中不可避免会受到重金属及有害元素的污染，常见的重金属及有害元素污染有铅（Pb）、镉（Cd）、砷（As）、汞（Hg）、铜（Cu）等污染。重金属是一类可通过食物链传递的环境污染物，具有长期性、难移动性等特点。重金属及有害元素进入人体不仅可能引起机体的急性中毒，还会在人体内蓄积，引起慢性中毒。不同的重金属及有害元素对人体的损害不同，如汞中毒严重影响人体的中枢神经系统，严重者可致心力衰竭而死亡；砷过量会引起神经、消化和心血管系统障碍；铅中毒可损伤生殖细胞；镉中毒者常伴有贫血、骨骼萎缩等；铜在血红细胞的生成和成熟中起促进作用，摄入过量的铜会引起低血压、黄疸等。重金属残留危害人体健康，也影响西洋参的药用价值和经济价值，因此必须对药材中重金属及有害元素进行严格控制。

中药材中重金属的主要来源为栽培地的土壤、大气和灌溉的水，其中工业"三废"的污染及地质有害元素背景是最重要的因素；其次是施肥不当，因为有机肥和矿物质肥不一定安全；再次是在生产贮存加工过程中受重金属污染，如辅料、提取溶媒、工艺设备、接触器皿等。

虽然重金属对人体危害较大，但是也不用过度担心，通过日常检验经验和文献调研结果表明，西洋参药材及其饮片中重金属及有害元素总体风险不大，质量较满意。并且，进口西洋参和国产西洋参中如美国、加拿大的种植环境与中国吉林长白山无太大差异，其重金属残留量均符合各国规定的限度。

（四）黄曲霉的研究现状

真菌毒素（真菌有毒代谢物）污染被世界卫生组织列为食源性疾病的重要根源。真菌毒素又称为霉菌毒素，是真菌产生的次级代谢产物，一般同时具有毒性强和污染频率高的特点。产毒菌种主要分为曲霉菌毒素（如黄曲霉毒素、赭曲霉毒素等）和镰刀菌毒素（如 T-2 毒素、HT-2 毒素、脱氧雪腐镰刀菌烯醇、玉米赤霉烯酮）等。真菌毒素可在体内积累后产生致癌、致畸、致突变、类激素中毒、白细胞缺乏症等，对机体造成永久性损害，其中黄曲霉毒素的危害最大。黄曲霉毒素（AFT）是黄曲霉和寄生曲霉等菌种产生的次生代谢产物，是一类化学结构类似的化合物，均为二氢呋喃香豆素的衍生物，主要类型有 B1、B2、G1、G2。1993 年黄曲霉毒素被世界卫生组织的癌症研究机构划定为 I 类致癌物，其是一种毒性极强的剧毒物质，可引起肝脏的急、慢性损害，同时还对肾脏等其他多种组织器官造成严重损害，并具有致癌、致畸、致细胞突变的"三致"作用。

黄曲霉毒素分布广泛、毒性强，中药材在生产、加工以及销售过程中很容易受其污染。各国相继制定了食品中黄曲霉毒素含量的法规，以保护人体健康。为了加强中药材的质量控制，国家药品监督管理局增加中药材的安全性指标控制项目，尤其是加强对中药材中重金属及有害元素、黄曲霉毒素、农药残留量的控制，2015 年版《中国药典》中明确规定黄曲霉毒素 B1 不得过 5μg/kg，黄曲霉毒素 B1、黄曲霉毒素 B2、黄曲霉毒素 G1、黄曲霉毒素 G2 总量不得过 10μg/kg，并增加了黄曲霉毒素的检查方法。同时，针对根及根茎类（远志）、果实种子类（大枣、肉豆蔻、决明子、麦芽、陈皮、使君子、柏子仁、胖大海、莲子、桃仁、槟榔、酸枣仁、薏苡仁）、动物类（水蛭、地龙、全蝎、蜈蚣、僵蚕）共 19 种中药材及饮片的黄曲霉毒素进行检查。2020 年版《中国药典》增加了蜂房、马钱子、九香虫、延胡索 4 个品种，控制总数增加到 23 个品种。

虽然黄曲霉毒素污染对人们的危害较大，但是也不用过度担心，通过日常检验经验和文献调研结果表明，西洋参药材及其饮片中黄曲霉毒素污染总体风险较小。

如何区分霉变的中成药

中药发生发霉变质，就不能再用了。与食品相同，即使是在有效期内的中药，如果存放条件不当，也会发霉变质。发霉变质的中药不但会影响药效，而且产生的微生物和真菌毒素可严重损害人体健康，造成腹泻、腹痛，甚至造成肝脏等器官的急慢性损伤或致癌。那么，如何区分霉变的中药呢。

中药如果有异味、霉味，可以从外观进行辨别，一般表面会发白，有霉点和霉块。中药加工成丸、片或口服液等中成药，会更方便食用，但是也会发生各种霉变现象。

虽然中成药在外包装上有保质期限，但是即使在保质期内，如果储藏不当，也会发生霉变。含有西洋参的中成药同样可能会出现变质，质量好的中成药丸剂，外观比较圆润且有光泽，质地很细腻，但如果出现变硬或虫絮以及霉变等情况，则说明已经变质了，其药效也会发生改变。同时，中药片剂可出现碎片、松散或斑点、发霉等现象；胶囊剂内容物发粘或粘连，出现蓝色、绿色或白色霉点等，也是变质的表现；变质的中成药口服液中会有混浊或液体中结块等现象。若发生这些现象，则不能再继续服用。另外，有的患者有囤药的习惯，觉得一些经典中成药比较贵或不容易买到，于是就买很多放在家里，即使过期了也会服用。这种做法是错误的，因为过期的中药不仅有效成分会分解，而且具有很高的霉变风险。

四、西洋参商品规格与等级划分

中药材的商品规格和等级划分是其市场定价的重要依据，也是评价中药材品质的外在标志，可以作为衡量和评价中药材质量优劣的标准。目前市场上对西洋参的规格划分较为复杂，没有严格统一的划分标准。

▶ 视频 2-4

进口西洋参粗加工后包装

西洋参商品形式多样，商家在区分西洋参等级时，会兼顾其在个头大小、长度和直径等方面，灵活掌握等级划分（图2-18 至图 2-22）。根据 2020 年版《中国药典》和各省地方标准以及中国中药协会团体标准等，西洋参按加工方法可分为硬支西洋参和软支西洋参两大类产品；按修剪后的外观形状可分为原丛、粒头、枝条三个规格；在规格项下，按外在感官特性如表面性状、芦头、纵皱纹、断面、气味、有无疤痕等进行等级划分，可分为特等、一等、二等（表 2-3、表 2-4）。

表 2-3　西洋参的规格划分

规格			单支重/g	长度/cm
		26g 以上	m ≥ 26.0	
		25g	22.5 ≤ m < 26.0	
	原丛	20g	19.0 ≤ m < 22.5	–
		15g	12.0 ≤ m < 19.0	
		10g	8.0 ≤ m < 12.0 ≤	
		7g	6.0 ≤ m < 8.0	
		5g	4.0 ≤ m < 6.0	
	原丛	3g	2.0 ≤ m < 4.0	–
		1.5g	1.0 ≤ m < 2.0	
		0.5g	0.5 ≤ m < 1.0	
粒头	圆粒、短粒	26g 以上	m ≥ 26.0	
		25g	22.5 ≤ m < 26.0	
		20g	19.0 ≤ m < 22.5	L<6
		15g	12.0 ≤ m < 19.0	
		10g	8.0 ≤ m < 12.0	
		7g	6.0 ≤ m < 8.0	L<5
		5g	4.0 ≤ m < 6.0	
		3g	2.0 ≤ m < 4.0	L<4
		1.5g	1.0 ≤ m < 2.0	L<3
		0.5g	m < 1.0	L<2
枝条	长枝	26g 以上	m ≥ 26.0	
		25g	22.5 ≤ m < 26.0	
		20g	19.0 ≤ m < 22.5	L>8
		15g	12.0 ≤ m < 19.0	
		10g	8.0 ≤ m < 12.0	
		7g	6.0 ≤ m < 8.0	L>7
		5g	4.0 ≤ m < 6.0	
		3g	3.0 ≤ m < 4.0	L>5
	短枝	26g 以上	m ≥ 26.0	
		25g	22.5 ≤ m < 26.0	
		20g	19.0 ≤ m < 22.5	6 ≤ L ≤ 8
		15g	12.0 ≤ m < 19.0	
		10g	8.0 ≤ m < 12.0	
		7g	6.0 ≤ m < 8.0	5 ≤ L ≤ 7
		5g	4.0 ≤ m < 6.0	
		3g	3.0 ≤ m < 4.0	4 ≤ L ≤ 5
	尖尾	3g 以下	2.0 ≤ m < 3.0	–
		2g 以下	m < 2.0	–

表2-4 西洋参的等级划分

项目	一等	二等
形状	纺锤形 、圆柱形或圆锥形、类圆球形	纺锤形 、圆柱形或圆锥形、类圆球形
表面性状	表面浅黄褐色或黄白色，可见横向环纹和线形皮孔状突起	表面浅黄褐色或黄白色，可见横向环纹和线形皮孔状突起
芦头	有，已修剪	有，已修剪
纵皱纹	有细密纵皱纹	有或无纵皱纹
断面	黄白色，平坦，可见树脂道斑点，形成层环纹明显呈棕黄色	黄白色，平坦，可见树脂道斑点，形成层环纹明显呈棕黄色
气味	气微而特异，味微苦、甘	
疤痕	无	有，轻微
红支、青支	无	

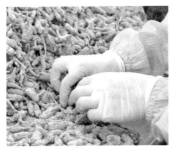
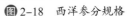
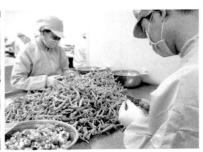

图2-18　西洋参分规格　　　图2-19　西洋参统货分规格修剪

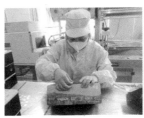
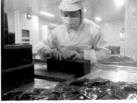
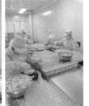

图2-20　西洋参200克包装规格　图2-21　西洋参90克包装规格　图2-22　西洋参小瓶装

第四节
此"西洋参"非彼"西洋参"

一、"近亲"人参与西洋参的功效区别

人参和西洋参的生长纬度很相近，但人参分布于中国、朝鲜与日本，西洋参则原产于加拿大和美国，我国华北、东北等地区近年来有引进栽培。人参是补气上品，为传统名贵中药，但其性温易"上火"，而西洋参在补气养阴的同时可以避免"上火"这一弊端，因此西洋参也被称为"无火参"。进口西洋参、国产西洋参栽培品与人参的价格，近些年来一直有很大差异，容易出现掺伪现象。

（一）《中国药典》规定的人参性状

人参为五加科植物人参 *Panax ginseng* C. A. Mey. 的干燥根和根茎。多于秋季采挖，洗净，经晒干或烘干。栽培的俗称"园参"；播种在山林野生状态下自然生长的称"林下山参"，习称"籽海"。

本品主根呈纺锤形或圆柱形，长 3~15cm，直径 1~2cm。表面灰黄色，上部或全体有疏浅断续的粗横纹及明显的纵

皱，下部有支根 2~3 条，并着生多数细长的须根，须根上常有不明显的细小疣状突出。根茎（芦头）长 1~4cm，直径 0.3~1.5cm，多拘挛而弯曲，具不定根（芋）和稀疏的凹窝状茎痕（芦碗）。质较硬，断面淡黄白色，显粉性，形成层环纹棕黄色，皮部有黄棕色的点状树脂道及放射状裂隙。香气特异，味微苦、甘。或主根多与根茎近等长或较短，呈圆柱形、菱角形或人字形，长 1~6cm。表面灰黄色，具纵皱纹，上部或中下部有环纹。支根多为 2~3 条，须根少而细长，清晰不乱，有较明显的疣状突起。根茎细长，少数粗短，中上部具稀疏或密集而深陷的茎痕。不定根较细，多下垂。

（二）《中国药典》规定的西洋参性状

西洋参为五加科植物西洋参 *Panax quinquefolium* L. 的干燥根。均系栽培品，秋季采挖，洗净，晒干或低温干燥。

本品呈纺锤形、圆柱形或圆锥形，长 3~12cm，直径 0.8~2cm。表面浅黄褐色或黄白色，可见横向环纹和线形皮孔状突起，并有细密浅纵皱纹和须根痕。主根中下部有一至数条侧根，多已折断。有的上端有根茎（芦头），环节明显，茎痕（芦碗）圆形或半圆形，具不定根（芋）或已折断。体重，质坚实，不易折断，断面平坦，浅黄白色，略显粉性，皮部可见黄棕色点状树脂道，形成层环纹棕黄色，木部略呈放射状纹理。气微而特异，味微苦、甘。

二、去伪存真，真伪对比

（一）野生西洋参、进口栽培西洋参与国产西洋参的区别

野生西洋参呈圆柱形或长纺锤形，无芦头、须根和支根，密集细横纹，质松，断面有细菊花心纹。气清香，味苦甘，有粘性，可生津。进口栽培西洋参比野生品大，有分叉，无菊花纹。国产西洋参个头比野生品大，表面比较光滑，上部有密集横环纹，全体有纵皱纹，质重。国产西洋参有时会比进口的表面多白色斑点（病斑）。用热水浸泡，进口西洋参水质清，国产西洋参一般常有浑浊。

一些书籍中对此有明确描述，如《道地药材图典》中记载，西洋参以条匀，表面黄色，断面粉白色，体轻质坚者佳。《增订伪药条辨》中详细描述了西洋参的鉴别特征：真光西参，色白质轻性松，气清芬，切片内层肉纹有细微菊花心之纹眼，味初嚼则苦，渐含则兼甘味，口觉甚清爽，气味能久留口中。《最新中草药真伪鉴别实用大全》中对西洋参野生与栽培品进行了区分：野光参形体较小，或有分歧，表面横纹细密，剖面黄白色，具菊花纹，体质轻松，气味香浓，为西洋参之佳品，近年少见。种光参具西洋参特异香气，味甘苦而较浓。《金世元中药材传统鉴别经验》中记载，野生西洋参以横灵体、表面灰褐色、横纹紧密、断面黄白的、体轻质硬、气清香浓、味苦微甘者为佳；栽培西洋参以根条均匀、横纹紧密、体重坚实、气味浓者为佳（图2-23至图2-26）。

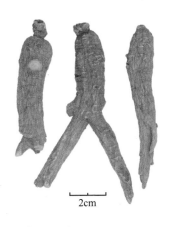

图 2-23　国产西洋参

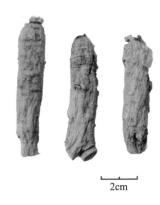

图 2-24　进口西洋参

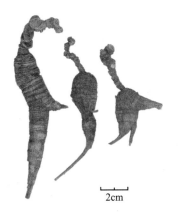

图 2-25　进口野生西洋参

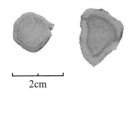

图 2-26　国产西洋参（左）和
进口西洋参（右）饮片

（二）生晒参与西洋参的区别

生晒参（人参）质地较轻，断面可见明显裂隙，味淡后稍苦，生津作用弱。生晒参含人参皂苷 Rf，不含拟人参皂苷 F11，西洋参则相反（图 2-27 至图 2-29）。

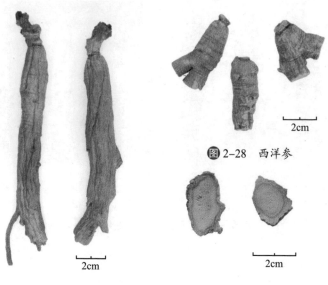

2cm

图 2-28　西洋参

2cm

图 2-27　生晒参（人参）

2cm

图 2-29　人参（左）和西洋参（右）饮片

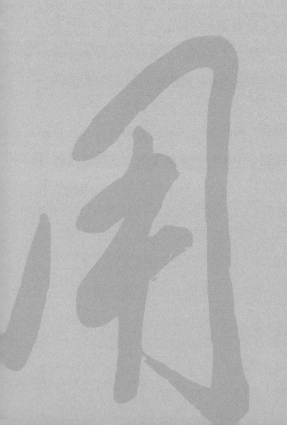

第三章

西洋参之用

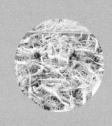

第一节
西洋参的药理作用

中医学认为，西洋参味甘、微苦，性寒，属凉药，正如清代赵学敏的《本草纲目拾遗》中记载西洋参"味厚气薄、补肺降火、生津液、除烦倦、虚而有火者相宜"。西洋参入心、肺、肾三经，功能以补益为主，可补元气、益肺阴、清虚火、生津止渴，用于气虚内热、咳喘痰血、咽干口渴等症。西洋参与人参在功效上的最大不同为人参提气助火，而西洋参滋阴降火，并且补气之效不如人参。因此，西洋参常被作为清补之品，擅长益气养阴，温补而不躁，而人参擅长补气，过强反而易伤阴。

现代医学研究表明，西洋参的药理作用主要体现在心血管系统、机体合成代谢、中枢神经系统等方面，可以镇静安神、抗心律失常、抗休克、保护心肌、降血脂、增强机体免疫力、抗肿瘤等（图3-1）。

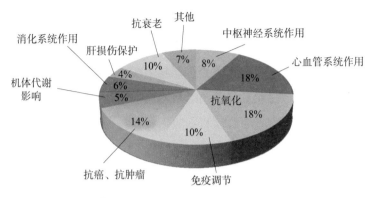

消化系统作用
抗衰老 其他
肝损伤保护
中枢神经系统作用
机体代谢影响
心血管系统作用
抗氧化
抗癌、抗肿瘤
免疫调节

图 3-1 西洋参药理作用的文献比例图

一、对心血管系统的作用

西洋参对心血管系统具有一定的保护作用，它能有效改善由心肌缺血引起的心肌收缩力降低、心输出量减少等症，同时还可以增加红细胞、白细胞及血小板的数量，调节血脂代谢，对心律失常、脑血栓动脉粥样硬化、血糖偏高等均具有明显的改善作用。早在 1987 年，吕忠志等就研究发现西洋参中的皂苷类成分对家兔急性心肌梗死具有保护作用，经药理实验证明，该类成分可以缩小心肌梗死面积，保护细胞膜结构的脂质过氧化，同时还可以减轻心肌梗死时的血液高凝结状态，具有一定的降压作用，尤以舒张压降低较明显，因而具有减轻心脏负荷、减少心肌耗氧的作用。进一步通过对失血性休克大鼠的保护作用药理实验研究，发现西洋参可明显延长存活时间及生存率，减少失血后血清及心、肝、肺等组织中过氧化脂质的含量，同时抑制失血后单胺类化合物含量的升高，从而改善休克时的微循环。以上药理实验均证明，西洋参对心血管损伤具有良好的保护作用。1989年，侯愚等通过临床研究证实了西洋参对动脉粥样硬化性心脑血管并发症患者血浆中过氧化脂质和血小板聚集的影响。结果表明，西洋参中皂苷类成分对冠状动脉粥样硬化性心脏病（简称冠心病）、脑血栓患者血小板聚集有明显抑制作用，同时能明显降低血浆中过氧化脂质的含量。由此可见，20世纪80年代就已证实西洋参是防治冠心病、心脑血管并发症极具开发前景的中药。近几年，随着研究的逐渐深入，西洋参对心血管系统的作用被进一步证实。有研究表明，西洋参能抗心律失常、心肌缺血，降低高血脂大鼠的脂蛋白、胆固醇含量，但其作用较为缓和，需较长时间用药。郭春雨等研究发现，西洋参茎叶总皂苷能够通过抗炎、保护血管内皮、调节能量代谢等途径保护心肌梗死后受损的非缺血区心肌组织，从而证明其对心脏的保护作用。另一方面，西洋参还具有一定的降压作用，尤以降低舒张压最为明显。有研究表明，西洋参可通过抑制高血压患者的黏附分子表达，进而抗动脉硬化，改善血管弹性，从而发挥良好的降压效果。

西洋参在心血管系统方面显著的疗效与其含有的皂苷类成分密切相关。有学者研究发现，西洋参中的人参皂苷Rg1可强壮身体，提高脑力及机体活动能力，提高血小板中eAMP含量，抑制血小板聚集，从而具有活血作用。人参皂苷Rb1、Rb2对神经中枢具有抑制作用，表现为镇静、催眠及轻度的抗溶血作用。西洋参中的总皂苷类成分普遍具有显著的抗炎、调节免疫、抗心律失常、抗心肌缺血、抗应激作用，以及增加蛋白质、RNA、DNA 的合成作用等。

二、抗氧化作用

西洋参具有一定的抗氧化功能，主要体现在对自由基的清除作用上。自由基是人体生命活动过程中生物化学反应的中间产物，在正常情况下，体内自由基的产生及清除处于动态平衡状态，当这一平衡被打破，自由基就会在分子、细胞及器官水平对机体造成损伤。郑朝华等通过研究发现，西洋参中的黄酮类成分具有对羟基自由基清除的作用。吴华彰等发现，西洋参中的皂苷类成分具有较强的体内外抗氧化活性，其对环磷酰胺所致小鼠遗传损伤具有明显的保护作用，作用机制可能与提高机体抗氧化能力和增强小鼠的抗诱变能力有关。有研究者通过实验同样发现，西洋参提取物具有有效的抗氧化作用，但其作用机制可能是金属离子螯合作用和自由基清除作用。另有研究明确人参皂苷 Re 具有抗心肌细胞氧化作用，这种保护作用主要来自对 H_2O_2 和 OH^- 的清除功能。以上研究皆表明，西洋参具有抗氧化功能。

三、抗缺氧与抗衰老作用

一直以来，西洋参在临床使用中表现出明显的抗缺氧和抗衰老作用，这与中医学认为西洋参具有补气养阴、生津提神等功效相符。西洋参在抗脂质过氧化、抗缺氧和抗低温应激反应等方面，都比人参作用更强。其抗缺氧的作用机制是减轻乳酸血症，稳定红细胞的结构与功能，增加血红蛋白的生成，提高血氧容量和氧含量，增强血液携氧及向细胞组织的供氧能力，促进机体稳态的自我调节。有研究表明，西洋参中的人参皂苷 Rb1 有明显的中枢抑制作用。何聆等通过研究测定受试小鼠血清尿素氮和血乳酸的含量时发现，西洋参有明显增强运动耐力和解除疲劳的作用，可用于慢性疲劳综合征的治疗。另一方面，西洋参还具有一定的抗衰老作用，可增加人胚成纤维细胞增殖期的群体倍增水平，延缓衰老细胞的群体死亡，从而延长细胞的寿命，起到延缓衰老的作用。

四、抗肿瘤作用

西洋参中含有多种成分，其中人参总皂苷提取物具有良好的抗肿瘤作用。研究表明，人参皂苷类成分可以改变肿瘤细胞膜的通透性，抑制细胞内药物流出、细胞的分裂周期、肿瘤细胞的生长及肿瘤细胞生成新生血管，使肿瘤细胞凋亡和分化。另有研究证明，人参二醇对绿猴肾癌有很强的杀伤能力，高浓度的人参二醇对肿瘤的抑制率达 55%；原人参二醇对乳腺癌、肺癌、前列腺癌和胰腺癌的肿瘤细胞生长均有较强的抑制作用。还有研究证明，西洋参有辅助治疗胸腺癌的作用，由于总皂苷提取物具有明显的抗肿瘤效果，目前临床上已经应用部分人参皂苷作为抗肿瘤药物。除人参总皂苷提取物外，西洋参中的多糖类物质也具有一定的抗肿瘤作用。马秀俐等通过研究提取的人参多糖对体外肝癌细胞生长的影响，证实其能够抑制肝癌细胞生长，并诱导肝癌细胞死亡。另外，西洋参根多糖可抑制荷瘤鼠的肿瘤生长。朱文静研究发现，西洋参多糖对肿瘤的抑制作用明显，随着多糖用量的加大，小鼠肿瘤质量明显减小，肿瘤抑制率明显增加。

临床上，在放射治疗肿瘤患者中，西洋参也具有很好的辅助治疗效果。中医学认为，放射线属"火热毒邪"，作用于人体会使热毒过盛，津液受损。西洋参性寒，适用于放射治疗患者。有临床研究表明，应用西洋参汤剂治疗能明显增效、减毒；应用西洋参的乳腺癌患者与对照组相比，在放化疗治疗中能更好地改善症状，增强免疫功能，提高机体的抗肿瘤能力。

五、免疫调节作用

西洋参具有一定的免疫调节功能。王艳宏等的实验表明，西洋参对机体的免疫功能有较广泛的调节作用。在 50mg/kgbw、100mg/kgbw、200mg/kgbw、400mg/kgbw 的剂量下，西洋参多糖对环磷酰胺所致免疫功能低下小鼠的外周白细胞减少有明显保护作用，并在 200mg/kgbw 和 400mg/kgbw 剂量下能拮抗胸腺和脾脏重量的减轻，增强正常和免疫功能低下小鼠网状内皮系统的吞噬功能，还可以增加小鼠的非特异性免疫和细胞免疫功能，增强作用随剂量增加而增强。同时，刘义等通过动物实验也表明，西洋参能够促进幼鼠胸腺器官的发育，因为胸腺是淋巴细胞的生成地，脾脏是重要的免疫器官，可反映出整体免疫功能的基本变化。许力军等通过观察西洋参茎叶皂苷类成分对慢性肺源性心脏病（CPHD）患者细胞免疫功能的影响，发现西洋参茎叶皂苷能提高 CPHD 患者机体细胞的免疫功能。李冀等通过游泳法观察西洋参对氢化可的松所致阴虚小鼠的游泳生存时间的影响，并采用溶血空斑法观察西洋参对豚鼠迟发型超敏反应强度的影响，发现西洋参可显著提高阴虚小鼠的免疫能力，提高迟发型超敏反应的强度和小鼠单核吞噬细胞的能力。邱涵等根据《保健食品功能学评价程序和检验方法》中增强免疫力的方法，通过实验证明，西洋参可提高巨噬细胞的吞噬能力，以小鼠的细胞免疫功能和体液免疫功能，促进小鼠的特异性免疫和非特异性免疫，故结合判定标准，认为西洋参具有增强免疫力的作用，与中医学认为西洋参具有扶正固本的作用相符。

六、代谢调节作用

西洋参可以调节人体代谢，帮助用药者改善身体状况。殷惠军等研究发现，西洋参总皂苷能明显降低高血糖大鼠的血糖，以及血清总胆固醇和甘油三酯的水平，同时提高血清高密度脂蛋白和胰岛素含量，说明西洋参能够调节血糖代谢能力。陈锐等的实验结果表明，西洋参中的西洋参多糖肽具有降低血糖、调节脂代谢和抗脂质过氧化作用。张颖等的实验研究发现，西洋参茎叶总皂苷能促进脂肪细胞利用葡萄糖、抑制 TNF 的促脂解作用，调节糖脂代谢。葛鹏玲等发现，西洋参具有明显改善胰岛素抵抗大鼠脂代谢异常的作用。陈颖等的研究发现，西洋参总皂苷可改善心力衰竭模型大鼠的心肌肥厚，并可通过下调心肌线粒体活性，改善心肌能量代谢。

第二节
西洋参制剂

在我国，西洋参的使用历史较人参短，查阅古籍，西洋参直接入方剂的记载很少，有记载的方剂追溯源头最早也是用人参，后结合西洋参药性而进行调整的。清代中医名家王士雄《温热经纬》中的清暑益气汤（组成为西洋参 6g、石斛 15g、麦冬 9g、黄连 3g、竹叶 6g、荷梗 15g、知母 6g、甘草 3g、粳米 15g、西瓜翠衣 30g）中就有西洋参，具有清暑益气、养阴生津的作用，主治暑热气津两伤证，症见身热汗多、心烦口渴、小便短赤、体倦少气、精神不振、脉虚数，现代常用于治疗中暑、小儿夏季热等暑热气阴不足者。另外，王士雄还有一个中医食疗古方，名为"玉灵膏"，源自《随息居饮食谱》，其组成为龙眼肉（干）和西洋参（磨成粉比较好吸收）以 10∶1 的比例进行配备，具有补血、益气、安神、改善睡眠、益脾胃的作用。

一、西洋参国产制剂概述

2020 年版《中国药典》制剂通则收录了包括片剂、胶囊剂等在内的各种西洋参剂型和亚剂型共计 38 种，剂型的选择应取决于临床用药需求以及药品的安全性、有效性、稳定性等因素。随着我国医疗水平和人们生活水平的不断提高，西洋参作为一种常用滋补中药越来越多地走进大众的生活。目前，含有西洋参的制剂有几十种，从名称上分析，主要分为两类，一类是从药品名称中就可以看出含有西洋参的，包括西洋参胶囊、西洋参颗粒、西洋参黄芪胶囊、西洋参金钱龟合剂、洋参保肺丸等；另一类是从名称中看不出但处方中含有西洋参的制剂，包括复方皂矾丸、灵益胶囊、健延龄胶囊、肾炎康复片、定坤丸、痰喘半夏冲剂、恒制咳喘胶囊、通便消痤胶囊、二十七味定坤丸、心悦胶囊等。从组方形式分析，既有单方制剂，如西洋参胶囊、西洋参颗粒等，也有以西洋参为组方之一的复方制剂，如洋参保肺丸等。从剂型角度分析，主要包括合剂、胶囊剂、丸剂、口服液、片剂和颗粒剂等。

二、西洋参制剂及服用注意事项

（一）西洋参单味药口服制剂

以西洋参为原料的单方口服制剂有西洋参颗粒和西洋参胶囊，二者虽然剂型不同，但功能主治是相同的，可以满足不同人群的服用喜好。胶囊剂具有遮盖不良气味的特点，但存在粒大不易吞咽的缺点；颗粒剂则正好相反。此外，还有以西洋参茎叶总皂苷为原料制成的心悦胶囊，其皂苷类成分含量高，具有更加明确的适应证；以西洋参花粉为原料制成的口服液，具有益气养阴的作用等。

❶ **西洋参颗粒**（《国家中成药标准汇编》）

【组成】西洋参。

【功效主治】补气养阴，清热生津。用于气虚阴亏内热者，症见咳喘痰血、虚热烦倦、消渴、口燥咽干等。

❷ **西洋参胶囊**（《国家药品标准》）

【组成】西洋参。

【功效主治】补气养阴，清热生津。用于气虚阴亏内热者，症见咳喘痰血、虚热烦倦、消渴、口燥咽干等。

❸ **心悦胶囊**（《中国药典》）

【组成】西洋参茎叶总皂苷。

【功效主治】益气养心，利血。用于冠心病心绞痛证属气阴两虚者。

（二）西洋参复方口服制剂

西洋参复方口服制剂为西洋参和其他中药药味共同组成的成方制剂，方中药物协同发挥作用。根据中医理论，处方组成从两味药到几十味药都有，功效也不尽相同，临床根据组方不同可以用于食欲减退、腹胀、纳差、恶心、呕吐、腹痛、腹泻；失眠、头晕、记忆减退、头痛、精神萎靡、抽搐；心律失常、心悸、胸闷；皮疹、瘙痒、水疱、月经推迟等症状，具体使用需要医生根据患者的症状辨证诊治，综合选定适宜的制剂。下面介绍一些常用的西洋参复方口服制剂。

❶ **西洋参金钱龟合剂**（《国家中成药标准汇编》）

【组成】西洋参、乌龟、制何首乌、金樱子、黄芪、黄精、茯苓、蛤蚧、枸杞子、杜仲、龙眼肉、山药、乌鸡。

【功效主治】补益肾气。用于肾气不足所致的体虚气弱、精神疲倦、四肢无力、气短懒言、头昏眼花、病后体虚等。

❷ 西洋参黄芪胶囊《国家药品标准》

【组成】西洋参、冬虫夏草、虫草头孢菌粉、人参、黄芪。

【功效主治】益气健脾，养阴清热，生津止渴。用于气阴两虚者，症见神疲乏力、呼吸气短、五心烦热、口干咽燥、食欲减退、心悸失眠等。

❸ 洋参保肺丸《中国药典》

【组成】罂粟壳、川贝母、砂仁、麻黄、石膏、玄参、醋五味子、陈皮、枳实、苦杏仁、甘草、西洋参。

【功效主治】滋阴补肺，止嗽定喘。用于阴虚肺热者，症见咳嗽痰喘、胸闷气短、口燥咽干、睡卧不安等。

❹ 洋参保肺口服液《卫生部药品标准》

【组成】罂粟壳、醋五味子、川贝母、陈皮、麻黄、西洋参等。

【功效主治】滋阴补肺，止咳定喘。用于阴虚肺弱引起的久嗽咳喘、干咳少痰、口燥咽干、睡卧不安等。

❺ 复方皂矾丸《中国药典》

【组成】皂矾、西洋参、海马、肉桂、大枣（去核）、核桃仁。

【功效主治】温肾健髓，益气养阴，生血止血。用于再生障碍性贫血、白细胞减少症、血小板减少症、骨髓增生异常综合征，以及放疗和化疗引起的骨髓损伤、白细胞减少，证属肾阳不足、气血两虚者。

❻ **灵益胶囊**（《国家药品标准》）

【组成】生甘草、夏天无、西洋参、白芍、姜黄连。

【功效主治】清热解毒，益气化瘀，缓急止痛，脱毒制瘾。用于因中断滥用阿片类依懒性药物而出现的急性戒断综合征，症见心烦失眠、肢体挛急、腹痛泄泻、舌质暗红、脉沉细小数，证属热毒瘀滞、气阴不足者。

❼ **健延龄胶囊**（《国家药品标准》）

【组成】熟地黄、制何首乌、黄精、西洋参、天冬、麦冬、紫河车、珍珠、琥珀、龙骨等。

【功效主治】填精髓，养气血，调脏腑，固本元。用于精气虚乏、阴血亏损所致的神疲乏力、食欲减退、健忘失眠、头晕耳鸣等，以及放疗、化疗后的白细胞减少症、高脂血症见上述证候者。

❽ **肾炎康复片**（《国家药品标准》）

【组成】西洋参、人参、地黄、炒杜仲、山药、白花蛇舌草、黑豆、土茯苓、益母草、丹参、泽泻、白茅根、桔梗。

【功效主治】益气养阴，补肾健脾，清除余毒。主治慢性肾小球肾炎，证属于气阴两虚、脾肾不足、毒热未清者，表现为神疲乏力、腰酸腿软、面浮腿肿、头晕耳鸣，有蛋白尿、血尿等。

❾ **痰喘半夏冲剂（颗粒）**《卫生部药品标准》

【组成】制半夏、川贝母、肉桂、豆蔻（去壳）、沉香、丁香、西洋参、白芷、细辛、天竺黄、朱砂、甘草、陈皮、川芎、麸炒枳壳、麸炒白术、麸炒青皮、泽泻、麸炒白芍、山楂、制五味子、酸枣仁、干姜、薄荷油。

【功效主治】止咳，化痰，平喘。用于新老咳嗽、痰多气喘。

❿ **恒制咳喘胶囊**《卫生部药品标准》

【组成】法半夏、红花、生姜、白及、佛手、甘草、紫苏叶、薄荷、香橼、陈皮、红参、西洋参、砂仁、沉香、丁香、豆蔻、肉桂、煅赭石。

【功效主治】益气养阴，温阳化饮，止咳平喘。用于气阴两虚、阳虚痰阻所致的咳嗽痰喘、胸脘满闷、倦怠乏力等。

⓫ **通便消痤胶囊**《卫生部药品标准》

【组成】大黄、白术、西洋参、芒硝、枳实、青阳参、小红参、肉苁蓉、荷叶。

【功效主治】益气活血，通便排毒。用于气虚血瘀、热毒内盛者，症见便秘、痤疮、颜面色斑、高脂血症等。

⑫ 定坤丸 (《卫生部药品标准》)

【组成】西洋参、白术、茯苓、熟地黄、当归、白芍、川芎、黄芪、阿胶、醋五味子、鹿茸（去毛）、肉桂、艾叶炭、杜仲炭、续断、佛手、陈皮、姜厚朴、柴胡、醋香附、醋延胡索、牡丹皮、琥珀龟板（沙烫醋淬）、地黄、麦冬、黄芩。

【功效主治】补气养血，舒郁调经。用于冲任虚损、气血两亏者，症见身体瘦弱、月经不调、经期紊乱、行经腹痛、崩漏不止、腰酸腿软等。

⑬ 二十七味定坤丸 (《中国药典》)

【组成】西洋参、白术、茯苓、熟地黄、当归、白芍、川芎、黄芪、阿胶、醋五味子、鹿茸（去毛）、肉桂、艾叶炭、杜仲炭、续断、佛手、陈皮、姜厚朴、柴胡、醋香附、醋延胡索、牡丹皮、醋龟板、地黄、麦冬、黄芩。

【功效主治】补气养血，舒郁调经。用于冲任虚损、气血两亏者，症见身体瘦弱、月经不调、经期紊乱、行经腹痛、崩漏不止、腰酸腿软等。

⑭ 仙参口服液 (《国家药品标准》)

【组成】西洋参、淫羊藿、丹参、五味子、山楂、麦冬、鲜蜂王浆。

【功效主治】补脾温肾，益气活血。用于中老年人肾虚者，症见腰膝酸软、畏寒肢冷、耳鸣、精神不振、气短、夜尿频多等。

⓯ 铁皮枫斗颗粒（《国家药品标准》）

【组成】铁皮石斛、西洋参。

【功效主治】益气养阴，养胃生津。用于气阴两虚所致的干咳、口燥咽干、两目干涩、视物模糊、五心烦热、午后潮热、大便干结、神疲乏力、腰膝酸软等。

⓰ 山药参芪丸（《国家药品标准》）

【组成】广山药、西洋参、黄芪、天花粉、玉竹、地黄、北沙参、知母、山茱萸、麦冬、芒果叶、红花、丹参、荔枝核、番石榴叶、鸡内金、薄荷脑。

【功效主治】益气养阴，生津止渴。用于消渴病，症见口干、多饮、精神不振、乏力属气阴两虚者。

⓱ 参味补肾合剂（《国家药品标准》）

【组成】西洋参、淫羊藿、五味子。

【功效主治】益气健脾，补肾宁心。用于气阴两虚、心肾不足所致的神疲乏力、头晕失眠、自汗心悸、腰膝酸软等。

⓲ 虫草洋参胶囊（《国家药品标准》）

【组成】发酵虫草菌粉、西洋参。

【功效主治】补肺肾，益气阴。用于肺肾两虚、气阴不足所致的咳嗽、气短、腰膝酸痛、神疲乏力、潮热、烦渴等。

⓳ 排毒清脂片 （《国家药品标准》）

【组成】大黄、西洋参、麦冬。

【功效主治】化瘀降脂，通便消痤。用于浊瘀内阻所致的单纯性肥胖、高脂血症、痤疮等。

⓴ 杞黄降糖胶囊 （《国家药品标准》）

【组成】西洋参、知母、石膏、苦瓜干、蚕茧、黄芪、山药、地黄、玄参、北沙参、麦冬、玉竹、黄精、天花粉、鸡内金、黄连、山茱萸、枸杞子、女贞子、淫羊藿。

【功效主治】益气养阴，生津清热。用于轻度 2 型糖尿病证属气阴两虚兼热证者，症见倦怠乏力、口渴喜饮、多食易饥、尿多等。

（三）进口西洋参制剂情况

进口西洋参制剂主要有袋泡茶（天然花旗参茶）和胶囊（洋参丸），这两个品种本质上就是国内制剂的西洋参颗粒和西洋参胶囊。一般而言，进口与国产制剂没有显著差异，只要购买的是自正规渠道、正规厂家的药品都是没有问题的，消费者可以根据自身经济条件和喜好进行选择。

（四）西洋参保健食品情况

关于西洋参的应用历史，其实其并未被列入传统的药食同源品种，在 2002 年 3 月卫生部发布的《关于进一步规范保健食品原料管理的通知》（卫法监发 [2002]51 号）中，西洋参并未在《既是食品又是药品的物品名单》中，而是在《可用于保健食品的物品名单》中。2018 年，国家卫生健康委员会、国家市场监督管理总局联合印发了《关于对党参等 9 种物质开展按照传统既是食品又是中药材的物质管理试点工作的通知》（以下简称《通知》），提出对党参、西洋参等 9 种物质开展按照传统既是食品又是中药材的物质（以下称食药物质）生产经营试点工作。

《通知》提出，上述 9 种物质作为食药物质时，建议按照传统方式适量食用，孕妇、哺乳期妇女及婴幼儿等特殊人群不推荐食用。传统方式通常指仅对原材料进行粉碎、切片、压榨等。作为食药物质时，其标签、说明书、广告、宣传信息等不得含有虚假内容，不得涉及疾病预防、治疗功能。上述物质作为保健食品原料使用时，应当按保健食品有关规定管理；作为中药材使用时，应当按中药材有关规定管理。

保健食品又称为功能性食品，属于特定的食品种类。《保健食品注册与备案管理办法》自 2016 年 7 月 1 日正式施行，严格定义：保健食品是指声称具有特定保健功能或者以补充维生素、矿物质为目的的食品，即适宜于特定人群食用，具有调节机体功能，不以治疗疾病为目的，并且对人体不产生任何急性、亚急性或者慢性危害的食品。

中医学认为，任何疾病的发生、发展及演变过程取决于正邪的消长，与机体的免疫功能密切相关，从而提出了"扶正祛邪"的主要治病原则。从免疫学角度看，一切能刺激机体产生免疫排斥反应的非己物质，如外来病原微生物，或因故变质的机体自身细胞，以及衰老和受损的细胞，都可称为"病邪"。对于人体正气，中医十分重视后天的调养。即使先天不足、正气虚弱者，如果能在后天注意调摄补养，是可以改善体质、提高抗病能力的；但若后天失调，导致卫外失职，易受外邪侵扰，或阴精暗伤于内，而使五脏六腑、四肢百骸失去濡养，则机体对致病因子会呈现易感性，发病机会就多。现代医学为了提高人体对某种传染病的免疫力，可进行有针对性的预防接种；或发现有某种免疫缺陷时，可给予适当补充，从而提高特异性或非特异性免疫功能。"扶正祛邪"是中医的一大优势，并在长期临床实践中逐渐为现代医学所证实。中医的扶正固本、活血化瘀、清热解毒等治疗法则，均可激发免疫反应，其中扶正固本是主要的治疗法则，如选用西洋参、党参、黄芪、白术等补气健脾药，能提高巨噬细胞或白细胞的吞噬功能等，因此西洋参在保健食品中主要利用其补气养阴的功能进行配伍使用，具有调整免疫的功能。下面介绍几种常用的西洋参保健食品。

1. 西洋参胶囊

本品是以西洋参为主要原料制成的保健食品。经功能性实验证明，具有抗疲劳的保健功能。适宜人群为易疲劳者。

2. 灵芝西洋参口服液

本品是以西洋参提取物、灵芝提取物、枸杞子提取物为主要原料，经过过筛、混合、配制、过滤、罐装、湿热灭菌、包装等主要工艺制成的保健食品。经实验证明，具有增强免疫力和缓解体力疲劳的保健功能。适宜人群为免疫力低下者、易疲劳者。

3. 伍味方胶囊

本品是以冬虫夏草、铁皮石斛、西洋参提取物、丹参提取物、三七提取物为主要原料，经辐照灭菌、粉碎、过筛、混合、装囊、包装等主要工艺制成的保健食品。经实验证明，具有增强免疫力的保健功能。适宜人群为免疫力低下者。

小贴士

虽然西洋参的种植和应用越来越广泛，但其也并未列入新资源食品（新食品原料）清单中，不能作为除保健食品以外的其他食品的原料或配料使用。

2018 年 4 月 27 日，国家卫生健康委员会发布《关于对党参等 9 种物质作为开展按照传统既是食品又是中药材物质管理试点工作的通知》，提出结合我国传统饮食习惯，综合考虑地方需求，同时参考相关国际管理经验，拟将党参、肉苁蓉、铁皮石斛、西洋参、黄芪、灵芝、天麻、山茱萸、杜仲叶等 9 种物质按照食药物质管理。另外，西洋参在东北、山东省等地区有作为食品原料的使用历史，主要方法为切片泡水饮用、加工成细粉添入粥中食用、煲汤或直接烹制各种菜肴等。按照传统习惯正常使用，未见不良反应报道。

（五）西洋参制剂服用注意事项

西洋参按照中医理论属于补虚药，使用时应注意以下几点。

（1）注意合理配伍，对证用药，如西洋参不宜与藜芦合用。

（2）注意特殊人群用药，如正气不虚者不宜进补，并且不同性别、体质的人群耐受程度各异，应注重儿童、孕妇等特殊人群的用药安全。

（3）注意饮食禁忌，服用西洋参制剂后应清淡饮食，不宜食用生冷、辛辣刺激之品，以防饮食不当影响药物疗效或出现不良反应。

第三节
西洋参的合理应用

西洋参具有补气养阴、清火除烦、养胃生津的功效，通常用于肺虚久咳、口咽干燥、心烦失眠、四肢倦怠、失血气短等症。因外国传教士看到中国人参的作用而回国寻找，在北美洲如加拿大、美国等地发现。目前国内已经引种成功，并且可以供应市场。

张锡纯在《医学衷中参西录》中指出，西洋参能补助气分，兼能补益血分，为其性凉而补，凡欲用人参而不受人参之温补者，皆可以此代之。西洋参因其独特的医疗及保健功效在我国已有近300年的应用历史。

一、单味西洋参用法用量

（一）用法

西洋参在进入中国时多被作为人参的替代品用于保健，并且现代西洋参用于保健的用量远远超过药品用量。西洋参用于治疗时，其用法多为另煎兑服，或打粉入丸剂、装入胶囊等。西洋参用于保健时，多采用西洋参片或经粉碎后制成西洋参粉。无论是西洋参片还是西洋参粉，其用法大致相同，具体用法如下。

（1）含化法：西洋参片每次含服，可细细咀嚼后咽下；西洋参粉含服后，再饮用适量清水即可。

（2）冲服法：西洋参片用沸水冲泡，加盖焖约5分钟即可饮用，反复冲饮至无味；西洋参粉可以直接冲泡，同西洋参片，或用纱布或袋泡茶袋将西洋参粉包好，置于杯中，进行冲服，加盖焖约5分钟，去纱布或滤纸后饮用。

（3）炖法：将西洋参片放入瓷碗，加入适量水，浸泡3~5小时，放入锅中隔水炖20~30分钟，早餐前半小时食用。

（4）制胶囊法：将研磨好的西洋参粉装入胶囊中，需要时取2~3粒，用温水送服。

此外，西洋参还可与其他食物一起服用。如炖鸡法，即取乌鸡1只，去毛净膛，将10g西洋参片纳入鸡腹中，隔水蒸熟，加盐调味，佐餐食鸡、参片；蒸蛋法，即将西洋参粉中放入1个鸡蛋，搅拌均匀，隔水蒸熟后服用；泡酒法，即取西洋参片，加米酒浸泡7天后饮用，酒饮尽后可再续添继续浸泡，直至参淡而无味时，取出参片嚼食等。

（二）用量

2020年版《中国药典》规定西洋参的用法用量为3~6g，另煎兑服。

西洋参在实际应用过程中分为治疗和保健两方面。若作为治疗应用，则应按照医生处方中的用法用量进行服用，因其与自身疾病相关，切不可随意更改剂量。若作为日常保健应用，则建议应根据自身的身体状况适量使用，服用前最好咨询专业医生或药师。一般情况下可以每次 2~4 片（1~2g），含化或冲服，每日 2 次；或每次 5g，隔水炖服或煮粥，每日 1 次。每日总服用量不宜超过 6g。

二、西洋参配伍应用

中药配伍始见于《神农本草经》，其序例云："药……有单行者，有相须者，有相使者，有相畏者，有相恶者，有相反者，有相杀者。凡此七情，合和视之。"其介绍了单味药的应用同药与药之间的配伍关系。

（一）西洋参配伍三七

西洋参可滋阴补气、清热生津，其"性凉而补，凡欲用人参而不受人参之温者皆可用之"，具有补而不燥的特点；三七可和营止血、通脉行瘀，有止血不留瘀、化瘀不伤正的特点。两药合用，可达到补气生津、化瘀止血的效果，用于辅助调节血糖、血压、血脂及抗炎、保肝等。

（二）西洋参配伍丹参

西洋参味甘、微苦，性凉，归心、肺、肾经，既能补助气分，又能补益血分，具有补心气、益心血、清火生津的功效；丹参味苦，性微寒，入心、肝二经血分，清而兼补，具有养血安神、凉血祛瘀的功效。两药合用，可补气养阴、活血通脉，治疗胸痹、心悸等心气不足、痰瘀痹阻证，临床用于治疗血栓性疾病具有明确的疗效。有研究推测，西洋参与丹参配伍抗血栓的药效物质基础可能为人参皂苷、丹参酮、丹参酚酸，通过抗血小板活化、释放及抗炎共同发挥作用。

（三）西洋参配伍黄芪

西洋参味甘，性凉，具有补气养阴的功效，并且补气而无助热之虞；黄芪味甘，性微温，归脾、肺经，具有补气固表、托毒排脓、利尿、生肌的功效。二者相合，既可补气阴之虚，又可升提气机以通阳，用于气虚下陷兼有阴虚证，治疗重症肌无力、喘咳等。国医大师熊继柏使用益气聪明汤在治疗重症肌无力时，因多为小儿患病，小儿为纯阳之体，故常将方中人参易西洋参，取其补气而无助热之虞。有研究显示，西洋参与黄芪联合使用能够增强小鼠细胞免疫和单核－巨噬细胞功能，对小鼠具有提高免疫力作用。

（四）西洋参配伍木蝴蝶

西洋参味甘，性凉，具有益肺阴、清虚火、生津止渴的功效；木蝴蝶味苦甘，性凉，归肺、肝、胃经，具有清肺利咽、疏肝和胃的功效。两者配伍，可益气养阴、润肺利咽，其沸水冲泡代茶饮可治疗急慢性咽炎、扁桃体炎等。

（五）西洋参配伍蜂胶

西洋参是传统的滋补养阴药材；蜂胶味苦、辛，性寒，归脾、胃经，具有补益虚弱、解毒消肿的功效。两者配伍，既能益气养阴，又能清热解毒，从而有助于提高人体免疫力，改善机体功能。

三、西洋参方剂举隅

❶ 清暑益气汤（《温热经纬》）

【组成】西洋参、石斛、麦冬、黄连、竹叶、荷梗、知母、甘草、粳米、西瓜翠衣。

【功效主治】清暑益气，养阴生津。用于治疗暑热耗气伤津，症见身热汗多、心烦口渴、小便短赤、体倦少气、精神不振、脉虚数等。

【用法用量】水煎服。

❷ 触饮丸（《鸡鸣录》）

【组成】苍术十两（泔水浸，脂麻酱拌炒）、茯苓二两、制半夏二两、西洋参（蒸透）二两、蛤壳二两、猪苓二两、葶苈子（炒）一两五钱、白芍一两、泽泻一两、沉香六钱、莪术（酒炒）八钱、橘红（盐水炒）七钱、郁金五钱、干姜（炮）五钱、公丁香三钱、小川连三钱。

【功效主治】用于治疗胃脘痛，因胃寒蓄饮而致者，症见饮食畏冷、恶甜吞酸吐水、心下时痛等。

【用法用量】以上16味研细，用竹沥二分、姜汁一分泛丸，如绿豆大。

❸ 清咽养荣汤（《疫喉浅论》）

【组成】西洋参、大生地黄、抱木茯神、大麦冬、大白芍、嘉定花粉、天冬、拣玄参、肥知母、炙甘草。

【功效主治】润肺清咽。用于治疗疫喉痧，症见舌绛无津、夜寐不安、筋惕肉瞤、脉数等。

【用法用量】用水 400ml，煎至 240ml，加蔗浆 100ml，温服。余毒仍盛者，加乌犀角。

❹ 复脉汤 (《医门补要》)

【组成】炙甘草、西洋参、火麻仁、生地黄、麦冬。

【功效主治】益阴生脉。用于治疗气血亏虚者，症见心悸、口干舌燥、脉结代等。

【用法用量】水煎服。

❺ 八珍汤 (《青囊全集》)

【组成】西洋参（腹痛用丹参）一钱五分、漂苍术一钱五分，茯苓二钱、甘草八分、归尾三钱、川芎一钱五分、赤芍一钱五分、生地黄三钱、苏木一钱、红花一钱。

【功效主治】用于治疗遍身伤、老年人气虚者。

【用法用量】水煎服。

❻ 参麦地黄丸 (《成方便读》)

【组成】六味地黄丸加西洋参三两、麦冬三两。

【功效主治】用于治疗金水两亏、阳虚火旺、肺中津液受灼、骨蒸劳热者。

【用法用量】水煎服。

❼ 参乌汤 (《喉科家训》)

【组成】西洋参、制首乌。

【功效主治】用于治疗烂喉丹痧愈后，肝胃之阴不复者。

【用法用量】水煎服。

❽ **参珀茯神汤**（《重订通俗伤寒论》）

【组成】西洋参一钱半、炒枣仁一钱半、茯神四钱、石菖蒲一钱、远志肉一钱、乳香六分、琥珀五分、辰砂五分（两味和匀同冲）。

【功效主治】用于治疗伤寒心风发狂者，发则牙关紧闭、痰涎上塞、口吐白沫、迷闷恍惚，醒则狂言多惊、喜怒不常，甚则或歌或哭，舌色纯绛鲜泽，略有垢浊薄苔，或红而上罩黏腻，似苔非苔。

【用法用量】水煎去滓，调下金箔镇心丸。

❾ **参茸三肾粉**（《北京市中药成方选集》）

【组成】黄毛鹿茸（去毛）五钱、西洋参一两、鹿肾二两、驴肾三两、狗肾三钱。

【功效主治】滋肾补髓，助阳益气。主治精神衰弱、用脑过度、腰膝酸痛、肾囊湿冷。

【用法用量】上为细末，过罗，瓶装，重一钱。春、夏季每瓶分4次服，冬、秋季每瓶分2次服，温开水冲服。

❿ **跌打养营汤**（《林如高正骨经验》）

【组成】西洋参3g（或党参15g）、黄芪9g、当归6g、川芎4.5g、熟地黄15g、白芍9g、枸杞子15g、淮山药15g、续断9g、砂仁3g、三七4.5g、补骨脂9g、骨碎补9g、木瓜9g、甘草3g。

【功效主治】补气血，养肝肾，壮筋骨。主治骨折中、后期。

【用法用量】水煎服。

⑪ 理脾和肝化湿膏《慈禧光绪医方选议》）

【组成】西洋参（研）三钱、茅苍术二钱、杭芍五钱、玄参五钱、化橘红三钱、猪苓五钱、泽泻三钱、云苓五钱、旋覆花（包煎）三钱、枳壳（炒）三钱、川贝母（研）三钱、瓜蒌皮三钱、菟丝饼五钱、玉竹三钱、菊花三钱、桑白皮三钱、莱菔子（研）三钱、竹茹三钱、鸡内金四钱、三仙饮三钱。

【功效主治】理脾化湿。

【用法用量】上药以水煎透，去滓，再熬浓汁，兑蜜五两。每服三匙，白开水送下。长期服用，对脾虚湿蕴、肝肾不足者有裨益。

四、临床医师用药经验

（一）保护心血管系统

对于心律失常，有心悸、乏力、气短的患者，可服用参律平口服液、鹿茸洋参片；对于冠心病心绞痛，有胸闷、憋气、心悸等症状者，可服用银杏洋参胶囊、心悦胶囊等。

（二）治疗咳喘

对急慢性支气管炎、支气管哮喘、肺气肿等气虚阴亏所致，症见咳嗽痰喘、胸闷气短、口燥咽干等者，可服用西洋参颗粒（胶囊）、洋参保肺丸、洋参保肺胶囊、西洋参蜜炼川贝枇杷膏等。

（三）治疗神经衰弱

对神经衰弱证属心脾两虚，症见失眠、多梦、乏力、食欲减退者，可服用复方洋参片、洋参五加口服液、复方洋参王浆胶囊等。

（四）增强免疫力

有研究表明，西洋参有明显的增强免疫作用，对于阴虚体质者，适宜用西洋参进补养生。进补宜在干燥温暖的春秋季节和炎热的夏季食用，冬季不宜食用。

（五）调理糖尿病

西洋参可以降低血糖、调节胰岛素分泌、促进糖代谢和脂肪代谢，对治疗糖尿病有一定辅助作用。

五、西洋参食疗

洋参汤

西洋参 3g、麦冬 10g。将西洋参浸软切成薄片，麦冬切开去心，共入保温杯内，加开水冲泡 10 分钟后作为茶饮，连服 10~15 天。本品有益气养阴、强心定志的功效，适用于阴虚阳亢型冠心病患者（《常见中老年疾病防治》）。

西洋参四物汤　　西洋参 10g，四物汤（川芎、熟地黄、白芍、当归）50g，鸡 1 只或排骨 500g，或牛肉、羊肉，量可酌情增减。加水没过鸡或排骨、牛肉、羊肉，不用加盐、味精等佐料。四物汤先另煎半小时，将药汁合参蒸鸡，隔水文火炖约 1 小时。妇女产后及一般体弱者可食用。

洋参粥　　西洋参（切片）6g，粳米 50g。粳米加水适量，加入事先煎取的西洋参汁，煮成稀粥即可食用。一天食用两次。适用于难以适应炎热酷暑及咽干口渴但不喜欢饮水的老年人。

西洋参龙眼膏　　西洋参（切片）6g，龙眼肉 25g，酸枣仁 10g。酸枣仁煎水取汁，与西洋参、龙眼肉一起放入碗中，蒸至龙眼肉烂熟如膏。分 3 次食用，每次用温水送下。适用于心律失常、神经官能症患者，也可用于心烦失眠、少动乏力、心悸怔忡者。

六、西洋参使用禁忌

西洋参起初被传入中国时，即作为人参的替代品，用于养生保健。但事实上，西洋参不仅仅用于保健。近年来，西洋参作为保健食品被大肆宣传，使人误认为西洋参"老少皆宜，四季皆可服用，百无禁忌"，这种观点是错误的。中医学认为，凡能入药者，均有其偏性，即指药物的四气"寒热温凉"与五味"辛甘酸苦咸"。药物之所以能够治病，在于其有某种偏性，若使用得当则能治疗疾病，若使用不当则可造成不良后果。《本草从新》中就有"西洋参脏寒者服之，即作腹痛，郁火服之，火不透发，反生寒热"的论述。由于西洋参味甘、微苦，性凉，故素体虚寒、内火不外透者不宜服用。

1. 中阳衰微、胃有寒湿者忌服

西洋参味甘、微苦，性凉，故凡中阳衰微、胃有寒湿者忌服。如临床表现为面色苍白、面浮肢肿、畏寒怕冷、心率缓慢、食欲不振、恶心呕吐、腹痛腹胀、大便溏薄、舌苔白腻者；男性阳痿、早泄、滑精，女性性欲淡漠、痛经、闭经、带多如水者；小儿发育迟缓、消化不良者；感冒咳嗽或急性感染有湿热者。

2. 感冒者不宜服用

因西洋参能补气养阴，故感冒期间食用可能会助长邪气，使邪气难以驱除，并阻碍胃气，从而影响正气驱邪外出。

3. 服用食物禁忌

服用西洋参期间，不宜饮茶，因为茶叶中含有大量的鞣酸，会破坏西洋参中的有效成分，建议最好在服用西洋参2~3天后再饮茶；不宜进食萝卜，因为萝卜具有破气作用，会降低西洋参的滋补作用；忌食强碱性食物，如海带、海带芽、葡萄酒、油腻食物等。

4. 不宜长期大量服用

西洋参不宜长期大剂量服用，最好每日用量不超过 6g。因为长期大量服用可能会引起胃肠道不适、皮肤黏膜损害等不良反应。

5. 冬季不宜服用

西洋参性凉，具有补气养阴、清火除烦、养胃生津的功效。由于我国大部分地区冬季以阴冷为主，冬季进补西洋参会增加体内寒气，所以冬季不宜服用西洋参。

6. 不宜与其他药物同用

服用西洋参时，不能同时服用黎芦、五灵脂、皂荚等药物，否则可能会引起相关不良反应，甚至增加药物毒性。有研究显示，西洋参与藜芦配伍，藜芦定的含量会升高，可引起神经肌肉兴奋、心律不齐等。

七、西洋参不良反应及处理方法

（一）皮肤黏膜损害

患者，女，78 岁。因腰痛、下肢水肿服中草药复方 2 剂（其中含西洋参 10g，另煎口服）后，出现全身瘙痒，双手、足皮肤灼痛，局部红斑、红疹，停服该药并予抗过敏治疗后皮疹渐退。3 天后患者又将余下的西洋参（10g）水煎服用，全身皮肤再次出现瘙痒，继而眼睑肿胀、结膜充血、口腔黏膜糜烂、面部表皮有斑片状脱落，胸、背、四肢均见弥漫性红斑相互融合，其上有大小不等的松弛性水疱，稍经摩擦即破，渗出黄色黏液，似烫伤样损害，经中西医结合治疗 1 个月后渐愈。

患者，女，28 岁。因肺结核咯血（气阴两虚证）予中药加西洋参 6g（另煎同服）煎服 3 剂后，双下肢出现散在数枚大小不等的水疱伴瘙痒，询知此前服西洋参后也有类似情况，故去西洋参再服 3 剂，水疱自行吸收消退。再诊时复加西洋参 5g，服法同前，导致水疱又起，停药后恢复。

患者，女，44 岁。因牙痛于傍晚含化西洋参片，至夜半自觉皮肤瘙痒，晨起发现面部及躯体皮肤有少量红斑，3 小时后瘙痒加剧、红斑增多。就诊时，可见周身皮肤潮红，面部、颈部及胸腹部皮肤有钱币至乒乓球大小散在的红斑，部分红斑中央可见斑丘疹。经用激素、抗组织胺药物治疗 3 天而愈。该患者既往饮服 20ml 西洋参汤亦曾出现过与上述类似的反应，确诊为西洋参过敏。

患者，女，26 岁。于夏日自服西洋参 10g 水煎剂（汤、渣一起服下），服药 3 小时后相继出现头晕、寒战、呼吸急促、全身红色片状荨麻疹。经抗过敏治疗、补液 500ml 后症状基本消失。

（二）心血管系统不良反应

患者，男，50 岁。因病毒性心肌炎急性期，频发室性期前收缩，偶见阵发性室性心动过速而住院，用胺碘酮及普罗帕酮后室性期前收缩明显减少，心电监护示室性期前收缩每 24 小时 27 次。1 周后晚上顿服西洋参，整夜失眠，次日心电图示室性期前收缩每 24 小时 2985 次，停服西洋参后，在心内科重症监护室心电监护示室性期前收缩每 24 小时 200 次以下。

（三）消化系统不良反应

患者，男，78 岁。既往有服用西洋参汤用于保健的习惯，数年来未见异常。近日煲西洋参汤（10g），与配偶每人喝汤一半，约 40 分钟后，出现轻微腹痛，继而腹泻。配偶并未出现异常。自用六味木香胶囊、复方黄连素，次日症状缓解。1 个月后再次煲西洋参汤（10g），与配偶每人喝汤一半，约半小时后又出现腹痛、腹泻（3 次，均为稀便），排除数日内未食生、冷、硬及其他不洁食物的可能，并且较上次疼痛尤剧，遂至医院就诊，经补液、解痉、饮萝卜汁解毒等治疗后，次日病愈出院。

参考文献

[1] 冷东，肖楚熊．清代中期花旗参的输入及影响［J］．古今农业，2013（3）：75–79．

[2] 赵宝林．西洋参在清代引进和传播的历史条件［J］．中华医史杂志，2014，44（1）：28–31．

[3] 晋海军．西洋参快速繁殖技术研究［D］．汉中：陕西理工学院，2012．

[4] 国家中医药管理局《中华本草》编委会．中华本草［M］．上海：上海科学技术出版社，1999．

[5] 金世元，王琦．中药饮片炮制研究与临床应用［M］．北京：化学工业出版社，2004．

[6] 王铁生，贾志发，刘春华．原皮西洋参加工技术和工艺研究［J］．中国中药杂志，1990，15（7）：20．

[7] 傅建国，李树殿．西洋参加工中的问题及解决方法［J］．中药材，1997，20（8）：396．

[8] 刘琪．改进QuEChERS技术结合GC–MS/MS测定西洋参中的农药多残留［D］．泰安：山东农业大学，2019．

[9] 赵春杰，侯哲，袁丽华，等．气相色谱法同时测定西洋参药材根中12种农药残留的含量［J］．沈阳大学学报（自然科学版），2014，26（3）：193–197．

[10] 刘韬，高明，杨帆，等．液相色谱–串联质谱法测定进

出口人参、西洋参中蚜灭磷等6种农药化学试剂［J］.
2020, 42（1）: 71-75.

［11］刘洋. 西洋参质量等级标准研究［D］. 长春: 吉林农业
大学, 2019.

［12］冯彦. 西洋参及其伪品的鉴定方法研究［J］. 光明中医,
2019, 34（20）: 3218-3219.

［13］韩德承. 西洋参和生晒参的区别. 识别真伪西洋参［J］.
中国中医药报, 2013:5.

［14］王琛, 史大卓. 西洋参茎叶总皂甙的心血管效应及其机
制探讨［J］. 中国中西医结合杂志, 2011, 31（6）: 825-
831.

［15］王爱华, 王丽丽, 刘英梅, 等. 西洋参茎叶总皂苷对大鼠
局灶性脑缺血损伤及其炎症反应的影响［J］. 中南药学,
2019, 17（4）: 522-526.

［16］郭春雨, 刘倩, 石颖, 等. 西洋参茎叶总皂苷对心肌梗死
大鼠非梗死区组织的保护作用［J］. 中华老年心脑血管
病杂志, 2012, 14（7）: 748-751.

［17］阳永扬. 西洋参对低舒张压的老年高血压血清相关炎
性反应因子的影响［J］. 世界中医药, 2015, 10（10）:
1503-1508.

［18］郑朝华, 陈建秋. 西洋参总黄酮的提取及其对羟基自
由基清除的作用［J］. 安徽农业科学, 2012, 40（32）:
15903-15907.

［19］吴华彰，赵云利，费鸿君，等．西洋参皂甙的抗氧化功能及其对小鼠遗传损伤的保护作用［J］．中国生物制品学杂志，2012，25（1）：61-64.

［20］Kitts D D, Wijewickreme A N, Hu C. Antioxidant properties of a North American ginseng extract［J］. Molecular and Cellular Biochemistry, 2000, 203（1/2）:1-10.

［21］Shao Z H, Xie J T, Hoek T L V, et al. Antioxidant effects of American ginseng berry extract in cardiomyocytes exposed to acute oxidant stress［J］. BBA - General Subjects, 2004, 1670（3）: 165-171.

［22］王琛，李玉珍，王晓礽，等．西洋参茎叶总皂苷通过抑制过度内质网应激减轻大鼠心肌细胞缺氧／复氧损伤［J］．中国病理生理杂志，2012，28（1）：22-28.

［23］漆琼瑶，胡国柱，文珠，等．西洋参皂苷对缺氧性神经细胞坏死和凋亡的影响［J］．中药药理与临床，2012，28（1）：68-73.

［24］周思敏，田怀军，黄庆愿，等．西洋参醇提取液对模拟高原暴露小鼠的抗疲劳作用研究［J］．解放军药学学报，2013，29（4）：297-300.

［25］何聆，陈冠敏，刘少娟，等．西洋参制剂的抗疲劳作用［J］．海峡预防医学杂志，2000，6（6）：46-47.

［26］刘义，张均田．人参和西洋参抗衰老药理作用的对比研究［J］．中国药理学通报，1997，13（3）：229-232.

［27］王炜明，赵东娇．西洋参中有效成分及其抗肿瘤关系的研究进展［J］.中国民族民间医药，2013，10（43）：43-44.

［28］尚金燕，李桂荣，邵明辉，等．西洋参的药理作用研究进展［J］.人参研究，2016，6（17）：49-51.

［29］蔡永．自拟三参合剂结合放疗治疗非小细胞肺癌疗效观察［J］.辽宁中医药大学学报，2008，10（6）：100-101.

［30］王春刚，贾晓晶，董丽华，等．西洋参叶三醇组皂苷对乳腺癌放疗患者外周血免疫球蛋白补体水平及淋巴细胞CD4、CD8和CD25表达的影响［J］.吉林大学学报（医学版），2005，31（2）：287-289.

［31］王艳宏，刘中申，关枫，等．西洋参及其制剂的免疫调节作用研究［J］.中医药学刊，2004，22（3）：566-567.

［32］刘义，赵燕，包翠芬，等．人参和西洋参对免疫药理作用的对比研究［J］.中国现代应用药学杂志年，2003，20（7）：7-9.

［33］邱涵，吕晓君，张鹏．冬虫夏草西洋参复合物增强免疫力功能实验研究［J］.中国医药导报，2016，13（9）18-22.

［34］殷惠军，张颖，蒋跃绒，等．西洋参叶总皂苷对四氧嘧啶性高血糖大鼠血糖及血清胰岛素水平的影响［J］.天津中医药，2004，21（5）：365-367.

［35］陈锐，陈德经，张建新．西洋参多糖肽对糖尿病小鼠降

血糖血脂及抗氧化作用研究 [J]. 西北农业学报, 2013, 22 (11): 195-201.

[36] 张颖, 陈可冀, 杨领海, 等. 西洋参茎叶总皂苷对脂肪细胞糖脂代谢及胰岛素抵抗信号转导的影响 [J]. 中国中西医结合杂志, 2010, 30 (7): 748-751.

[37] 葛鹏玲, 李冀, 刘微, 等. 西洋参对胰岛素抵抗大鼠脂代谢的影响 [J]. 中医药学报, 2010, 38 (3): 18-20.

[38] 陈颖, 高建平, 郭娟. 西洋参总皂苷对心力衰竭模型大鼠心肌能量代谢的影响 [J]. 河南中医, 2015, 35 (4): 709-711.

[39] 孙小霞, 张冰, 张晓朦, 等. 补虚类中药饮片安全问题分析与用药警戒思考, 中药药物警戒与合理用药 [J]. 中华中医药杂志, 2016, 31 (8): 3183-3187.

[40] 张正海, 雷慧霞, 钱佳奇, 等. 西洋参的引种简史 [J]. 人参研究, 2020, 2 (17): 59.